Die Cholesterin-Lüge

Über den Autor:

Prof. Dr. med. Walter Hartenbach, Facharzt für Chirurgie, war nach langjähriger Tätigkeit an der Universitätsklinik München Chefarzt der chirurgischen Abteilungen an den städtischen Kliniken in Wiesbaden. In jahrzehntelangen Forschungen zu Ernährungs-, Krebs- und Gefäß-erkrankungen konnte er keinerlei Zusammenhang zwischen Choles-terin und Arteriosklerose feststellen.

Prof. Dr. med.
Walter Hartenbach

Die Cholesterin Lüge

Warum Cholesterin lebensnotwendig
und die Senkung des Cholesterinspiegels
oft unnötig und schädlich ist

Weltbild

Genehmigte Lizenzausgabe für Verlagsgruppe Weltbild GmbH,
Steinerne Furt, 86167 Augsburg
Copyright der Originalausgabe
© 2002 F. A. Herbig Verlagsbuchhandlung GmbH, München
Umschlaggestaltung: X-Design, München
Gesamtherstellung: CPI – Clausen & Bosse, Leck
Printed in the EU
978-3-8289-4297-4

2014 2013
Die letzte Jahreszahl gibt die aktuelle Lizenzausgabe an.

Einkaufen im Internet:
www.weltbild.de

INHALT

VORWORT

Dieses Buch richtet sich gegen die weltgrößte und umfangreichste Irreführung im medizinischen Bereich, die aus einer Flut industriell gesteuerter Falschaussagen über Cholesterin besteht, und argumentiert mit wissenschaftlichen Fakten dagegen.

Anschaulich wird dargestellt, mit welchen Maßnahmen und in welchem Umfang die Cholesterin senkende Medikamente erzeugende Pharmaindustrie versucht, Ärzte zur Verschreibung ihrer Medikamente zu gewinnen. Manipulierte Broschüren mit der unwahren Behauptung, »Cholesterin sei die Hauptursache für Herzinfarkt und Arteriosklerose«, spielen hier neben Bestechungsgeldern (siehe auch »Der Spiegel« Heft 14 und Heft 33 aus dem Jahre 2003) die Hauptrolle.

Cholesterin ist ohne Einfluss auf Arteriosklerose und Herzinfarkt.

Über 100 Millionen Menschen werden durch dieses Täuschungsmanöver veranlasst, die völlig nutzlosen, dazu gesundheitsgefährdenden, sogar bisweilen tödlich wirkenden Medikamente zu nehmen. Der Umsatz der zehn größten Pharmaindustrien mit diesen Medikamenten betrug, wie »Der Spiegel« in Heft 14 des Jahres 2003 berichtete, 400 Milliarden Dollar, davon in Amerika 50 Milliarden jährlich und in Deutschland ca. fünf Milliarden Euro. Das anticholesterinfanatische Verhalten der Ärzteschaft ist umso unverständlicher, als sämtliche wissenschaft-

8

lichen Publikationen, die in Kapitel 5 angeführt werden, vor Cholesterin senkenden Medikamenten warnen und mit ihren Untersuchungen klar darlegen, dass Cholesterin nicht in Zusammenhang mit der Entwicklung der Arteriosklerose, des Herzinfarkts oder Schlaganfalls gebracht werden kann. Hier Klarheit zu schaffen ist die Aufgabe dieses Buches.

In sämtlichen wissenschaftlichen Publikationen wird vor Cholesterin senkenden Medikamenten gewarnt.

Der Ansturm der Korrespondenz in den vergangenen Jahren, als sich die »Cholesterin-Lüge« zum Bestseller entwickelt hatte, bot eine Vielzahl interessanter Fragen und Erfahrungen der Leser, die eine ausführliche Antwort zur Pflicht machte.

Diese Erfahrungen meiner häufig von Cholesterin senkenden Medikamenten geschädigten Leser möchte ich Ihnen nicht vorenthalten – sie belegen die Fehlinformation und das Fehlverhalten vieler Ärzte und (medizinischen) Institutionen und machen Mut, sich gegen diese Irreführung zu wehren und die für die eigene Gesundheit notwendigen Schritte zu unternehmen.

Um mit wissenschaftlichen Fakten gegen die Flut von Falschaussagen über Cholesterin argumentieren zu können, bringt dieses Buch eine Zusammenfassung der Arbeiten international bekannter europäischer und amerikanischer Cholesterin-Fachwissenschaftler und das Ergebnis von über 6000 Untersuchungen des Autors auf diesem Gebiet.

Von einer namentlich aufgeführten Industrie werden für ihre Zwecke – die Verteufelung des Cholesterins – fragwürdige Persönlichkeiten der medizinischen Fakultät und pseudomedizinische Institutionen bezahlt, deren laienhafte, oft völlig unsinnige Aussagen über Cholesterin voll im Sinne der Sponsoren erfolgen.

Viele Aussagen über das Cholesterin sind falsch.

Besonders verhängnisvoll sind die von dieser Industrie weltweit betriebenen manipulierten Statistiken, die anscheinend von einer großen Zahl der Ärzteschaft kritiklos aufgenommen werden, zumal die falschen Angaben über Cholesterinwerte dem Arzt die Möglichkeit eröffnen, jeden Patienten zu einem Dauerpatienten fürs Leben zu machen. Nach dem Motto: »Wiedersehen macht Freude« – und vor allem um an die Krankenkassen Honorarforderungen stellen zu können. Für diese propagandistische, kommerziell ausgerichtete Fehldarstellung des Cholesterins zahlt die Margarine- und vor allem die Pharmaindustrie, die Cholesterin senkende Medikamente produziert – 50 bis 75 Millionen Euro pro Statistik.

Negative Auswirkungen der Cholesterinsenkung werden verschwiegen.

Das ist ihnen die Sache wert, um alle negativen Ergebnisse der Cholesterinsenkung in den Statistiken zu verschleiern und den Einfluss des Cholesterins auf den Herzinfarkt zu betonen, der in keiner Statistik belegt werden kann. Man versucht mit der großen Anzahl an den Studien beteiligter Menschen die Ärzteschaft zu bluffen. So verkündet man, in der Framingham-Studie 5450 Personen, in der Simvastatin-Studie (4-S-Studie) 4444 Personen, in der Finnischen multifaktoriellen Studie 2000 Personen überprüft zu haben. Ein amerikanisches Institut (das *National Heart, Lung and Blood Institute*) spricht von 650 000 Menschen, die es »überwacht und auf die Dauer von zehn, sogar 50 Jahren!!! kontrolliert hätte«.

Diese Statistiken, auch »Studien« genannt, wurden von den im Kapitel 5 vorgestellten kritischen Wissenschaftlern einer genauen Überprüfung unterzogen, und da diese Statistiken immer wieder von Ärzten und Arztzeitschriften außerhalb des wissenschaftlichen Bereichs als Beweis für Cholesterin als dem auslösenden Faktor für Herzinfarkt – den Tatsachen entgegengesetzt – zitiert werden, sollen die wichtigsten Statistiken und ihr Aussagewert kurz angeführt werden:

Die meisten Studien halten wissenschaftlicher Überprüfung nicht stand.

1) In der berühmt-berüchtigten *Simvastatin- (4-S-) Studie* wurden 4444 Personen überprüft. Das Ergebnis lautete:»Ein erhöhter Cholesterinspiegel hat keinen Einfluss auf die Entwicklung einer Arteriosklerose oder den Herzinfarkt. Eine Cholesterinsenkung ergibt keinen Sinn und ist daher nicht indiziert.«

2) Die *Finnische multifaktorielle Studie* mit der Überprüfung des Cholesterinwertes an über 2000 Personen zeigte bei den mit Cholesterin senkenden Medikamenten behandelten Personen eine dreimal höhere Herzinfarktrate und ein Drittel mehr Todesfälle als bei der unbehandelten Gruppe.

Das Herzinfarkt- und Krebsrisiko scheint durch Cholesterin senkende Medikamente zu steigen.

3) Bei der *Helsinki-Herz-Studie I* (1987) mit 700 überprüften Personen betrug die Zunahme an tödlichen Nebenwirkungen durch Cholesterinsenkung 40 Prozent gegenüber der Kontrollgruppe, bei der Helsinki-Studie II (1993), fünf Jahre später, sogar 50 Prozent. Signifikant war auch die Zunahme an Krebstodesfällen durch Cholesterinsenkung, die bei der Helsinki-Studie II 43 Prozent betrug.

4) Mit der *Framingham-Studie* versuchte man bei rund 4500 Personen einen Beweis für den Nutzen Cholesterin senkender Medikamente zu liefern, jedoch ohne Erfolg und bei einer erheblichen Steigerung an Krebstodesfällen durch Cholesterinsenkung. Skrabanek schilderte die Bemühungen der zahlenden Pharmaindustrie wie folgt:»Es ist kaum etwas in

11

der Medizin so gut bewiesen worden wie die Erfolglosigkeit dieser Interventionen (Statistiken), das Cholesterin für die Entwicklung einer koronaren Herzkrankheit verantwortlich zu machen.«!!! Skrabanek

Die Pharmaindustrie biegt die Statistiken zurecht.

fügt noch hinzu: »Die Pharmaindustrie versuchte die Statistiken so lange zu ›biegen‹, bis sie den Wunschvorstellungen entsprachen, denn sie kosteten 150 Millionen Dollar und sollten nicht ohne Nutzen für die zahlende Industrie sein.«

5) Die *Clofibrat-Studie* überprüfte die Wirkung des Cholesterin senkenden Medikamentes gleichen Namens an über 1000 Personen. Eine erschreckende Steigerung an Krebstodesfällen führte zum Verbot und Abbruch der Studie. Das *National Heart, Lung and Blood Institute* der USA machte eine über viele Jahre gehende Untersuchung der Wirksamkeit des Cholesterins an 650 000 Menschen. Ein Einfluss auf die Entwicklung einer Arteriosklerose oder eines

Hoher Cholesterinwert – niedriges Krebsrisiko

Herzinfarkts konnte nicht gefunden werden. Je höher der Cholesterinwert, umso weniger Krebshäufigkeit und auch weniger durch andere Krankheiten bedingte Todesfälle wurden registriert.

Diese fünf wesentlichen Beispiele statistischer Kontrollen über den Nutzen der Cholesterinsenkung ergaben übereinstimmend:

1) Cholesterin hat keinen Einfluss auf die Entwicklung einer Arteriosklerose oder eines Herzinfarkts.

2) Hohe Cholesterinwerte sind verbunden mit hoher Lebenserwartung und geringer Krebshäufigkeit.

3) Eine Senkung des Cholesterinspiegels ist verbunden mit zahlreichen Todesfällen und vermehrtem Auftreten von Krebsentwicklungen.

Keine einzige Statistik ist gemäß sauberen wissenschaftlichen Kriterien erstellt. Denn zu jeder Überprüfung des Wertes von Cholesterin gehört die Überprüfung der von ihm entwickelten Substanzen – wie die Steroidhormone – und der sich daraus ergebenden Veränderungen im Eiweiß-, Mineral- und Vitaminhaushalt. Nicht eine einzige dieser Überprüfungen wurde vorgenommen, nicht einmal die ausreichende Überprüfung der Cholesterinwerte. Sicher ist nur, dass jede Cholesterinsenkung nutzlos, gesundheitsgefährdend und oft tödlich ist.

Auf die Überprüfung der mit dem Cholesterin zusammenhängenden Faktoren wird gern verzichtet.

Trotz der klaren Ergebnisse und der daraus resultierenden Warnung vor jeder Cholesterinsenkung zeigt sich ein Großteil der Ärzteschaft unbeeinflusst; meiner Erfahrung nach hängt das auch damit zusammen, dass das Wissen der Ärzte um die medizinischen Fakten, so auch um die wichtigsten Stoffwechselvorgänge der sich aus Cholesterin bildenden Substanzen und der daraus sich entwickelnden Veränderungen im Eiweiß-, Hormon-, Mineral- und Vitaminhaushalt völlig fehlt. Der Arztberuf wird in zunehmendem Maße vor allem ein Geschäft mit der Gesundheit der Bevölkerung. Ich würde jedem Arzt, der sich kritisch über meinen Cholesterinspiegel äußert, sogar jedem Arzt, der beginnen will, meinen Cholesterinspiegel zu messen, das Vertrauen entziehen. Suchen Sie im Zweifelsfall eine große Klinik auf, gleichgültig ob es sich um eine städtische oder um eine Universitätsklinik handelt. Diese sind weitgehend Garanten für gut ausgebildete und kritische Ärzte.

Vielen Ärzten fehlt das Wissen über den Cholesterin-Stoffwechsel.

Der Lipobay®-Skandal wurde schnell vergessen.

Hätte man nicht annehmen können, dass die Todesfälle durch das Medikament Lipobay® der Firma Bayer endlich die Bevölkerung aufhorchen lässt? Die beunruhigte Aufmerksamkeit war aber leider nur von kurzer Dauer, denn schnell verstand es die »Anti-Cholesterin-Mafia« der entsprechenden Industrie, die öffentliche Diskussion zum Schweigen zu bringen.

Man muss sich fragen: »Was an Schrecken muss die Cholesterinsenkung noch bieten, um die gefährliche propagandistische Irreführung zum Verstummen zu bringen? Solange die öffentlichen Medien mit ihrer unsinnigen, völlig kenntnislosen Darstellung der Bedeutung des Cholesterins die Bevölkerung irreführen und »pseudowissenschaftliche Quasseltanten« im Fernsehen, wie auf Seite 16 ff. beschrieben, das Wort führen, wird dieses schmutzige Geschäft weiter Triumphe feiern.

KAPITEL 1

Die Anti-Cholesterin-Kampagne – eine gefährliche Irreführung

Die Irreführung durch die Medien

Presse, Fernsehen und Rundfunk sind in ihren Berichten über Cholesterin offensichtlich voll in den Fängen der »Anti-Cholesterin-Mafia«, die im Wesentlichen von der Margarineindustrie und der Cholesterin senkende Medikamente produzierenden Pharmaindustrie gesteuert wird. Führend ist hierbei die amerikanische Firma Merck Sharp & Dohme GmbH, die mit ihren manipulierten Statistiken von Amerika aus Europa überflutet und für ihre kommerzielle Irreführung medizinische Zentralstellen eingerichtet hat. Eine nicht gering zu schätzende Mitwirkung an diesem unsauberen Geschäft hat u. a. auch die Boehringer Mannheim GmbH und das Margarine-Institut für gesunde Ernährung in Hamburg als Kuratorium für die Verleihung des von ihr gestifteten Heinrich-Wieland-Preises, durch den sie ihrem unseriösen Geschäftsgebaren einen wissenschaftlichen Anstrich zu geben versucht. Die genannte Industrie sponsert für ihre Zwecke eine irreführende Pseudowissenschaft, an der sich leider führend im deutschen Bereich Professor Dr. Schwandt, Leiter der Medizinischen Klinik II im Klinikum Großhadern der LMU

Die Medien verbreiten die Falschinformationen der Industrie weiter.

**Wissenschaft-
liche Institute
werden von der
Pharmaindustrie
gesponsert.**

München und das von Professor Seidel und Mitarbeitern geleitete Institut für Klinische Chemie, gleichfalls im Klinikum Großhadern, beteiligen. Ihre wissenschaftlichen Arbeiten, von vorgenannter Industrie gesteuert (s. S. 15), sind fast ausschließlich auf eine bedenkliche irreführende Anti-Cholesterin-Kampagne ausgerichtet. Die genannte Margarine- und Pharmaindustrie sponsert weiterhin mit hohen Summen pseudomedizinische Institutionen, wie zum Beispiel die »Lipid-Liga« und die »Arteriosklerosegesellschaften«, denen kein einziger Mediziner angehört und deren laienhafte, unsinnige Aussagen über Cholesterin eine primitive, aber leider erfolgreiche Irreführung der Öffentlichkeit darstellen. Diese abseits jeglicher wissenschaftlicher Grundlagen tätige Industrie mit den von ihr gesponserten Gesinnungsgenossen wird von Presse, Fernsehen und Rundfunk kritiklos und lautstark unterstützt. Dabei kommen in deren Sendungen und Berichten ausnahmslos nur die erwähnten, von der Industrie geförderten Mediziner zur Sprache und das Auftreten fachkundiger Wissenschaftler wird mit allen Mitteln und einer kaum zu überbietenden Dreistigkeit verhindert, wie ich es selbst im Gesundheitsforum der Süddeutschen Zeitung im Mai 1999 und in Gesundheitssendungen des Bayerischen Fernsehens im Februar 2000 und im Juni 2001 erlebt habe.

**Falsche Infor-
mationen aus
dem Fernsehen**

Die Irreführung der Bevölkerung durch eine falsche, völlig unwissenschaftliche Darstellung des Cholesterins in der »Sprechstunde« von der meines Erachtens nach unkritischen und recht uninformierten Frau Dr. Antje-Katrin Kühnemann im Bayerischen Fernsehen haben mich zu nachfolgendem Schreiben an den leitenden Redakteur, Herrn Dr. Fuchs, veranlasst, das als Rundschreiben an über 100 medizinische Institutionen der Universitäten, an politische Gremien und öffentliche Medien verschickt wurde.

Professor Dr. W. Hartenbach   den 30.07.2001

Rundschreiben an das Bayerische Fernsehen,
zu Hdn. des leitenden Redakteur Herrn Dr. Fuchs

Sehr verehrter Herr Dr. Fuchs,
Frau Dr. Antje-Katrin Kühnemann ist in ihrer »Sprechstunde« im Bayerischen Fernsehen voll tätig für das größte medizinische Täuschungsmanöver des Jahrhunderts.
Eine Flut industriell gesteuerter Falschaussagen über Cholesterin überschwemmt zunehmend seit über 50 Jahren weltweit die Bevölkerung. An dieser bewussten Irreführung (s. Borgers: »Cholesterin, das Scheitern eines Dogmas«) beteiligt sich in unverantwortlicher Weise Frau Dr. Antje-Katrin Kühnemann in ihrer »Sprechstunde« im Bayerischen Fernsehen. Im Februar 2000 und Juni 2001 trug Frau Dr. K. in ihrer »Sprechstunde« gemeinsam mit ihren Gesprächspartnern, Herrn Prof. Dr. Joachim Thiery und Frau Prof. Dr. Elisabeth Steinhausen-Thiessen, die beide weder klinische Erfahrung noch wissenschaftliche Arbeiten auf diesem Gebiet nachweisen können, eine fantasievolle, völlig irreale Wertung des Cholesterins vor, ganz im Sinne der pharmazeutischen amerikanischen Firma Merck Sharp & Dohme, die in diesem Geschehen durch die von ihr mit Millionenbeträgen erstellten, manipulierten Statistiken eine bedenkliche Rolle spielt.

Die Zuschauer werden bewusst irregeführt.

17

Seriöse Wissen-
schaftler kommen
nicht zu Wort.

Empörend war auch das Verhalten von Frau Dr. K. Fachwissenschaftlern gegenüber. Sie verstand es, diese trickreich auszuschalten, indem sie ein Schein-interview inszenierte, das Erscheinen der Fachwissenschaftler zu ihrer Sendung aber verhinderte. Frau Dr. K. sind die an der obigen »Anti-Cholesterin-Mafia« beteiligten Institutionen offensichtlich nicht bekannt, sonst würde sie wohl nicht ausgerechnet deren Namen zur Beweisführung ihrer abwegigen Behauptung anführen. In der industriell-geschäfts-orientierten Irreführung der Bevölkerung spielen die Margarineindustrie und die Cholesterin senkende Medikamente produzierende Pharmaunternehmen wie Merck Sharp & Dohme GmbH, Boehringer Mannheim GmbH, Abbott GmbH und das Margarine-Institut für gesunde Ernährung (als Kuratorium für die Verleihung des von ihr gestifteten »Heinrich-Wieland-Preises«) eine führende Rolle.

Die Industrie
lässt sich ihre
Statistiken
etwas kosten.

Für die propagandistische, unsinnige Fehldarstellung des Cholesterins lässt die genannte, vorwiegend amerikanische Industrie hoch bezahlte, entsprechend aufbereitete Statistiken erstellen (100 bis 150 Millionen Dollar pro Statistik). Unter diesen als »größtes Täuschungsmanöver des Jahrhunderts« bezeichneten Statistiken sind besonders erwähnenswert:
Die WOS-Studie, die 4-S-Studie, die U.D.-Framingham-Studie, die Helsinki-Studie I und II, die Studie des amerikanischen National Heart, Lung and Blood Institute und die Clofibrat-Studie.
Diese so genannten Studien wurden von allen namhaften Wissenschaftlern, wie M. Apfelbaum, M. Berger, D. Borgers, G. Glaeske, J. Holtmeier, H. Immich, M. Kaltenbach, T. B. Newman, P. Skrabanek, N. Worm,

W. E. Stehbens u. a. empört zurückgewiesen und wie folgt charakterisiert: »Manipuliert – fantasievoll – ohne wissenschaftliche Basis – untauglich – nutzlos – oberflächlich – gebogen – trickreich – unsinnig – Blendwerk – nicht verwertbar – irreführend«, um nur einige Äußerungen der Kritik herauszugreifen. Skrabanek fügte noch hinzu:

»Es ist kaum etwas in der Medizin so gut bewiesen worden wie die Erfolglosigkeit dieser multiplen Intervention, das Cholesterin für die Entwicklung der koronaren Herzerkrankung verantwortlich zu machen.«

Cholesterin ist nicht Schuld an der koronaren Herzkrankheit.

Leider fanden diese Statistiken mit der pseudowissenschaftlichen Bezeichnung »Präventions-Studie« bei den Medien und einem Großteil der Ärzteschaft leichtgläubige Unterstützung. Es erhebt sich hierbei die Frage (so schreibt Borgers in seinem Buch), »wie es kommt, dass der dürftige Wissensstand zur Cholesterin-Hypothese in den USA als hinreichende Basis angesehen wird« (so auch in der Sendung von Frau Dr. K.), »während wissenschaftlich fundierte Interventionen keinen Zugang auf die präventionspolitische Agenda finden.«

Bei vielen Ärzten spielt auch die Vorstellung eine Rolle, jeden mit Cholesterin senkenden Medikamenten behandelten Patienten zum Dauerpatient auf Lebenszeit machen zu können, denn der Cholesterinspiegel lässt sich weder durch Ernährung noch durch Medikamente auf Dauer senken, sondern kehrt stets auf seinen Ausgangswert zurück. Mit den Cholesterin senkenden Medikamenten entwickelte die Pharmaindustrie ein Milliardengeschäft (40 Mil-

Viele Ärzte freuen sich über Dauerpatienten.

liarden Dollar jährlich in Amerika und schätzungs-
weise zurzeit 2,5 Milliarden Euro in Deutschland).

Macht-
missbrauch
der Pharma-
konzerne

Ihre finanzielle Macht missbraucht die Industrie, um
medizinische Zentralstellen mit pseudowissenschaftlichen Aussagen für sich einzurichten, zum Beispiel
das Institut für Klinische Chemie, Klinikum Großhadern der LMU München (s. a. S. 34 f.) und die von
ihnen geförderten Institutionen, die Lipid-Liga, die
Arteriosklerosegesellschaften und andere. Von diesen werden alle wissenschaftlichen Erkenntnisse und
entsprechende Diskussionen unterdrückt, wie auch
Borgers es in seinem Buch beschreibt und ich es
selbst auf den gesponserten Tagungen erlebt habe.
Dieser unseriösen Zentralstellen in Deutschland und
Amerika bedient sich kritiklos Frau Dr. K.
So sind auch die von Frau Dr. K. angeführten Orien-
tierungstabellen über die Wertgrößen des Cholesterins entsprechend den Wünschen dieser Industrie,
also falsch und daher gefährlich. Denn willkürlich
senkt die genannte und von Frau Dr. K. unterstützte
Industrie den Normalwert des Cholesterins viel zu

Cholesterin-
Durchschnittswert
für Erwachsene:
250 mg/dl

tief auf 200 mg/dl und darunter. Der Durchschnittswert für Erwachsene beträgt aber weltweit 250 mg/dl,
schwankend je nach Belastung, und liegt bei 20 Prozent der Bevölkerung bei 300 mg/dl bis 350 mg/dl,
stets ein günstiges Zeichen gesteigerter Vitalität. Mit
den falschen, von Frau Dr. K. angegebenen Werten
wird fast die gesamte erwachsene Bevölkerung für
krank und behandlungsbedürftig erklärt, mit der Gefahr, einer Cholesterin senkenden medikamentösen
Behandlung ausgesetzt zu werden. Bei jeder Anwendung Cholesterin senkender Medikamente ist zu
bedenken, dass Cholesterin die Grundsubstanz für

die Steroidhormone, so auch für das dominierende Stresshormon Cortisol darstellt und daher jede Senkung zu einer Minderung der Hormonproduktion und damit der geistigen und körperlichen Leistungsfähigkeit führt, was Frau Dr. K. offensichtlich völlig unbekannt ist. Dementsprechend unsinnig und kenntnislos sind ihre Äußerungen über Stress. Auch ihre Behauptung, dass zwischen Stress und erhöhten Cholesterinwerten kein Zusammenhang nachgewiesen werden konnte, zeigt die Insuffizienz ihres Wissens. Es gehört zu den Grundkenntnissen, dass alle Belastungen geistiger und körperlicher Art, insbesondere Sport, Krankheiten, Unfallschäden und Operationen zu einer Erhöhung des Stresshormons Cortisol und damit auch seiner Grundsubstanz Cholesterin führen, um die energetische Substanz Glukose aus den Eiweißdepots bedarfsgerecht zu aktivieren, was auch ich an über 6000 Patienten nachweisen konnte.

Stress erhöht die Cholesterinwerte.

Dieselben Überlegungen gelten auch für die übrigen Steroidhormone, deren Grundsubstanz das Cholesterin ist. Der unsinnigen industriell gesteuerten Forderung einer Senkung des Cholesterinspiegels, dazu in einem lebensbedrohlichen Ausmaß von 100 mg/dl und mehr, muss entgegengehalten werden, dass es keine einzige Indikation für eine Senkung gibt und zudem jede medikamentöse Senkung des Cholesterinspiegels nicht nur eine erhebliche Minderung der geistigen und körperlichen Leistungsfähigkeit, sondern auch eine Schwächung der Vitalität des Mannes bis zur Impotenz, der Fruchtbarkeit der Frau, eine Störung im Aufbau der Muskulatur und des Skelettsystems und eine gefahrvolle Verschiebung des Elek-

Mit dem Cholesterin sinkt auch die Leistungsfähigkeit.

trolythaushalts mit tödlichen Herz- und Kreislauf-störungen, insbesondere durch Absinken der Glukose und durch Kaliummangel, zur Folge hat. Ebenso unsinnig, geradezu borniert sind die Behauptungen des »wissenschaftlichen« Gesprächspartners von Frau Dr. K. Frau Professor Dr. Elisabeth Steinhausen-Thiessen, es gäbe ein gutes, nämlich HDL-Cholesterin, und ein schlechtes, nämlich LDL-Cholesterin. HDL und LDL sind aber keine Cholesterine, sondern aus Eiweiß bestehende Transportsubstanzen, also Proteine. Sie haben die Fähigkeit Fettkörper (Lipide) aufzunehmen, so auch das Lipid Cholesterin, um es transportfähig zu machen. Wir sprechen daher von einem HDL-Lipoprotein-Cholesterin-Komplex und einem LDL-Lipoprotein-Cholesterin-Komplex.

Es gibt kein gutes oder schlechtes Cholesterin!

Das HDL-Lipoprotein nimmt das durch die Nahrung zugeführte und das von den Zellen abgestoßene Cholesterin auf und transportiert es zur Leber, die es zu 80 Prozent zur Bildung von Gallensäuren und etwa zu 20 Prozent zur Bildung von freiem Cholesterin verarbeitet. Die Angaben von Frau Professor St.-Th., »HDL-Lipoprotein ist zum Abbau der aus Cholesterin bestehenden arteriosklerotischen Plaques eingesetzt«, ist abwegige Fantasie, zumal arteriosklerotische Plaques fibrozellulärer Natur sind und maximal Cholesterineinlagerungen von einem Prozent aufweisen, was auch ich an Tausenden selbst durchgeführten Gefäßoperationen bestätigen kann.

Arteriosklerotische Plaques bestehen zu höchstens einem Prozent aus Cholesterin.

Das LDL-Lipoprotein nimmt das von der Leber gebildete Cholesterin (80 Prozent des Cholesterins werden von der Leber gebildet und ca. 15 Prozent mit der Nahrung zugeführt) und führt es den Billiarden unserer Zellen zu. Dieses durch das LDL-Lipoprotein transportierte Cholesterin bildet, wie schon erwähnt, die Grundsubstanz für die den gesamten Stoffwechsel weitgehend regulierenden Steroidhormone, außerdem für das Vitamin D_3, für die Gallensäuren, für die Mitochondrien und Membranen aller Zellen zur Sicherstellung ihrer Funktion und ihres Wachstums. Den LDL-Lipoprotein-Cholesterin-Komplex als schlechtes Cholesterin zu bezeichnen, ist absurd und ein Zeichen totaler Unkenntnis der Wertigkeit des Cholesterins und der von ihm abhängigen Stoffwechselvorgänge.

Da der Cholesteringehalt im Blut weitgehend von der Leber reguliert wird, die je nach Bedarf ihre Produktion steigert oder senkt, kann der Cholesterinspiegel durch Ernährung nur geringfügig, kurzfristig und maximal um fünf Prozent gesenkt oder gehoben werden.

Diät senkt den Cholesterinspiegel kaum.

Auch die »angeborene Hypercholesterinämie« ist von Frau Dr. K. völlig falsch dargestellt worden. Sie wurde als Beispiel für die Gefahren eines hohen Cholesterinspiegels angeführt, obwohl sie weder mit der Cholesterinproduktion noch mit der Nahrungsaufnahme etwas zu tun hat. Sie ist vielmehr eine generalisierte Fehlanlage der Zellen, die in einem Rezeptormangel für den LDL-Lipoprotein-Cholesterin-Komplex besteht, sodass die Zellen nicht in der Lage sind, das für sie erforderliche Cholesterin in ausreichendem Maße aufzunehmen. Die Leber produziert aber uneingeschränkt weiter Cholesterin, sodass der Cholesterinspiegel von Jahr zu Jahr steigt und Werte von 400 mg/dl bis 1000 mg/dl und darüber hinaus erreicht. Die Zellen bleiben aber infolge ihres Rezeptormangels Cholesterin-unterver-

Die angeborene Hypercholesterinämie beruht auf einem Rezeptormangel.

sorgt und verfallen daher frühzeitig krebsigen Entartungen. Der extrem und ständig ansteigende Cholesteringehalt des Blutes bei diesen Patienten führt zu diffusen und knotigen Cholesterinablagerungen in allen Organen, die eine operative Entfernung erforderlich machen. Erst im Finalstadium kommt es auch zu Cholesterinablagerungen in den Gefäßen, aber nicht in Form arteriosklerotischer Veränderungen, sondern als breitbandige, diffuse Auflagerungen. Sie führen nur spät oder gar nicht zu Einengungen, die sich leicht durch Aufbougieren oder Stenteinlage beseitigen lassen. Diese Patienten sterben nicht durch Arteriosklerose, nicht durch Herzinfarkte oder Schlaganfälle, sondern durch eine Funktionseinschränkung der diffus infiltrierten Organe und ausgedehnter krebsiger Entwicklung durch die Unterversorgung der Zellen mit Cholesterin.

Es ist unsinnig, den Cholesterinspiegel für Herzinfarkt und Arteriosklerose verantwortlich zu machen.

Die Cholesterin-Hypothese zur Begründung der Entwicklung einer Arteriosklerose und eines Herzinfarktes ist nicht nur unwissenschaftlich, sondern, wie wörtlich von allen namhaften Wissenschaftlern betont, »ein Unsinn«. (Siehe Literatur: Apfelbaum, Berger, Hartenbach, Holtmeier, Immich, Kaltenbach, Newman, Skrabanek, Worm, Stehbens).

Dieses Rundschreiben habe ich über 100 medizinischen Institutionen der Universitäten, der Politik und der öffentlichen Medien zugeschickt. Charakteristisch sind die Reaktionen der verschiedenen Institutionen, die klar erkennen lassen, dass die Politiker und öffentlichen Medien sich hemmungslos, ohne das geringste Wissen, lautstark an der Diskussion be-

teiligen, während man sich in medizinischen Fach-
kreisen sehr erfreut über meine Bemühungen zeigte,
der Wissenschaft vor Geschäftsinteressen Vorrang
einzuräumen. Einige Beispiele der diesbezüglichen
Korrespondenz seien nachfolgend angeführt.

*Finanzielle Inte-
ressen gehen oft
vor medizinische
Interessen.*

Der Bayerische Staatsminister für Ernährung, Land-
wirtschaft und Forsten, Josef Miller, schickte mir als
Antwort auf mein Rundschreiben eine Broschüre mit
dem Titel »Cholesterinbewusst essen«, offensichtlich
das Standard-Orientierungswerk für das Bayerische
Staatsministerium in der Beurteilung des Cholesterins und für die diesbezügliche Aufklärung der Bevölkerung. Diese Broschüre wurde von zwei Damen
ohne entsprechenden medizinischen und wissenschaftlichen Hintergrund verfasst und trägt deutlich
den Charakter primitiver, geschäftstüchtiger Reklame für Cholesterin senkende Mittel. Alle in dieser
Broschüre aufgestellten Behauptungen über Wert
und Aktivitäten des Cholesterins sind falsch, ohne
wissenschaftliche Basis und beruhen auf abwegigen
Fantasievorstellungen – in einem Ausmaß, wie es
nur selten anzutreffen ist.

*Cholesterin-
Broschüre als
Reklame für
Cholesterin
senkende
Medikamente*

Zu dieser Kitschschrift schreibt der Minister wörtlich:
»Die Aussagen der staatlichen Ernährungsberatung
basieren auf wissenschaftlich fundierten Fakten. Hypothesen oder Modetrends werden nicht mitgetra-
gen.
In der beigefügten Broschüre sind die für uns derzeit
gültigen Aussagen bezüglich der Cholesterinbewer-
tung aufgenommen. Falls Sie mit den inhaltlichen
Aussagen nicht konform gehen können, wenden Sie
sich bitte an die Verfasser.«

Auf das Schreiben des Ministers antwortete ich wie folgt:

Sehr geehrter Herr Minister,
als Antwort auf Ihr Schreiben beiliegend mein neues Buch »Cholesterin – wertvollster Baustein des Lebens«, aus dem Sie ersehen wollen, dass die mir von Ihnen zugeschickte Broschüre »Cholesterinbewusst essen« sich völlig außerhalb wissenschaftlicher Erkenntnis bewegt. Die darin enthaltenen Aussagen sind durchweg falsch und eine gefährliche Irreführung der Bevölkerung. Die gröbsten Falschaussagen seien kurz angeführt.

1) Der Durchschnittswert des Cholesterins für Erwachsene beträgt weltweit 250 mg/dl. Werte bis zu 350 mg/dl sind häufig und normal. Da das aus Cholesterin gebildete Steroidhormon Cortisol den wesentlichen Aktivator für die Sicherstellung des energetischen Potenzials an Glukose darstellt (ca. 6000 eigene Untersuchungen), ist die jeweilige Produktion an Cholesterin großen Schwankungen unterworfen. Die Leber, die Produktionsstätte für Cholesterin, regelt den jeweiligen Bedarf, und es ist gefährlich, den Cholesterinspiegel senken zu wollen, und unverantwortlich, ein Absenken unter 200 mg/dl zu fordern. Da ist das üble Geschäft der Margarineindustrie und der Cholesterin senkende Medikamente produzierenden Pharmaindustrie. Eine Cholesterinsenkung ist mit einer bedenklichen Minderung der geistigen und körperlichen Leistungsfähigkeit sowie mit einer Zunahme krebsiger Degenerationen verbunden.

2) Cholesterin hat mit der Entwicklung einer Arteriosklerose und eines Herzinfarkts nichts zu tun. In den

Der Cholesterinspiegel schwankt häufig.

Wird der Cholesterinspiegel gesenkt, nimmt die Krebshäufigkeit zu.

arteriosklerotischen Wandverdickungen der Gefäße, die aus Zellen und Bindegewebe bestehen, findet man maximal ein Prozent Cholesterinablagerungen, was ich als Herz- und Gefäßchirurg bestätigen kann. Auch alle kompetenten Wissenschaftler wie die Professoren M. Apfelbaum, M. Berger, G. Gaeske, J. Holtmeier, H. Immich, M. Kaltenbach, T. B. Newman, P. Skrabanek, N. Worm, W. Stehbens nennen ausnahmslos die Lipidhypothese wörtlich »Unsinn«.

3) Unterschiedliche Cholesterine gibt es nicht und es ist absurd, von einem guten und einem schlechten Cholesterin zu sprechen. Es gibt lediglich zwei aus Eiweiß bestehende Transportkörper des Cholesterins (Lipoproteine), erstens das weniger benötigte HDL-Lipoprotein zum Transport des mit der Nahrung aufgenommenen und des freien Cholesterins zur Leber, im Wesentlichen zur Bildung von Gallensäuren, und zweitens das LDL-Lipoprotein mit der Aufgabe, das von der Leber produzierte Cholesterin (das sind über 80 Prozent des Cholesterins) täglich den Billiarden menschlicher Zellen zuzuführen, damit sie wachsen und ihre Funktionen ausführen können. Der LDL-Lipoprotein-Cholesterin-Komplex, fälschlich LDL-Cholesterin genannt, ist somit für die Funktion aller Zellen, für die Entwicklung der fast den gesamten Stoffwechsel regulierenden Steroidhormone und damit für den Erhalt unseres Lebens erforderlich. Daher haben auch alle Zellen einen Rezeptor für das LDL-Lipoprotein. Da der LDL-Lipoprotein-Cholesterin-Komplex eine ausschließlich nützliche Funktion hat, keinen Einfluss auf die Entwicklung einer Arteriosklerose besitzt und natürlichen Schwankungen unterliegt, ist es unsinnig, von einer krankhaften Hy-

Es gibt nur ein Cholesterin.

Das so genannte LDL-Cholesterin ist wichtig für die Steroidhormone.

percholesterinämie zu sprechen, was leider eine große Zahl von Ärzten verführt hat, derartigen Blödsinn kritiklos aufzunehmen.

Genetische Fehlanlage führt zur Hypercholesterinämie.

4) Eine Hypercholesterinämie entwickelt sich nur bei erblicher Fehlanlage des gesamten Zellsystems, die in einem Rezeptormangel für das LDL-Lipoprotein besteht. Die Zellen sind dadurch nicht in der Lage, das angebotene Cholesterin in der für sie erforderlichen Menge aufzunehmen. Die Cholesterinproduktion in der Leber geht aber weiter, sodass die nicht aufgenommene Menge an Cholesterin von Jahr zu Jahr steigt und Blutwerte von 400 mg/dl bis 1000 mg/dl und mehr angetroffen werden. Bei diesen Menschen werden allmählich alle Organe mit Cholesterin durchsetzt, was zu knotenförmigen Verdickungen führt, die durch Operation entfernt werden müssen. Eine Cholesterinablagerung in den Gefäßen erfolgt aber trotz der jahrelangen Erhöhung des Cholesterinspiegels erst im Finalstadium, wenn das gesamte Organsystem cholesterininfiltriert ist. Da die Zellen infolge ihres Rezeptormangels ständig an Cholesterinmangel leiden, entwickelt sich bei diesen Menschen im Endstadium eine krebsige Entartung fast aller Organe. Fast die gesamte Ärzteschaft hat keine Ahnung von diesem Geschehen.

Die Ernährung ist ohne Einfluss auf den Cholesterinspiegel.

5) Absurd ist es, die Ernährung für Cholesterinerhöhungen verantwortlich machen zu wollen. Nahrungsbedingte Cholesterinerhöhungen oder -senkungen betragen maximal fünf Prozent und halten auch nicht länger an als 24 bis 48 Stunden, da die Leber bei erhöhter oder verminderter Cholesterinzufuhr sofort mit verminderter oder erhöhter Cholesterinproduktion regulierend eingreift.

28

6) Kohlenhydrate, an denen der Bedarf ziemlich gering ist, werden unverbraucht in Fett umgewandelt und abgelagert. Kohlenhydrate besonders zu empfehlen (wie in der Broschüre), heißt Fettsucht, Bluthochdruck und Kreislaufstörungen zu fördern.

Zu viel Kohlenhydrate führen zu Übergewicht.

Die mir zugesandte Broschüre ist an Unseriosität und Mangel jeglicher medizinischer und wissenschaftlicher Kenntnisse kaum zu überbieten. Den beiden Autorinnen, Frau Dr. oec. troph. Ursel Wahrburg und Frau Dipl. oec. troph. Ruth Rösch schicke ich einen Durchschlag dieses Schreibens. Fotokopien gehen auch an die mir bekannten Adressen des Fernsehens, medizinische Institutionen und Hochschulen.

In der Hoffnung, dass die Broschüre in Ihrem Papierkorb landet, verbleibe ich ...

Der Minister antwortete schnell und diplomatisch, wie von einem Minister zu erwarten, mit folgendem Schreiben:

Sehr geehrter Herr Professor Dr. med. Hartenbach, für Ihren Brief vom 19. Juni 2000 bedanke ich mich ebenso wie für das von Ihnen verfasste Buch zur Cholesterin-Problematik. Ich habe in meinem Hause inzwischen Ihre Aussagen prüfen lassen und muss feststellen, dass es offensichtlich schon seit der Antike schwierig ist, Wahrheiten und Gewissheiten zu unterscheiden. Wir verfolgen weiterhin den Expertenstreit. Ich bin dabei folgender Meinung:

Die Cholesterin-Diskussion ist mittlerweile seit etwa 20 Jahren ein aktuelles Problem. Es haben bzw. werden sich wissenschaftlich fundierte Beweise ergeben, die in individuellen Lebens- und Gesundheitssituationen die entsprechenden Ernährungsempfeh-

Das Problem der Wahrheits-findung

lungen rechtfertigen. Wir bemühen uns, nach neues-ten und abgesicherten wissenschaftlich fundierten Erkenntnissen Ernährungsberatung für die Bevölke-rung zu gewährleisten. Ihre Beiträge beleben die Plu-ralität der Diskussion und tragen so auch zur Wahr-heitsfindung bei.
Mit freundlichen Grüßen …

Das kann man wahrscheinlich schon als eine erfreu-liche Reaktion auf eine kritische Einstellung zum Cholesterinproblem bezeichnen …
Im Anschluss daran sollen einige Schreiben deut-scher medizinischer Universitäten und medizinisch orientierter Institutionen angeführt werden:

1) Universität Lübeck. Der Rektor.
Prof. Dr. med. Hans Arnold

Sehr geehrter Herr Kollege Hartenbach,
schon im April ging mir Ihr Buch »Cholesterin – wert-vollster Baustein des Lebens« mit Ihrem Begleit-schreiben zu. Ich verdanke ihm einige interessante Anregungen, die ich an meine internistischen Kolle-gen weitergeben werde. Ihre Ausführungen werfen wiederum ein Schlaglicht auf die Manipulation, der wir alle im Sinne bestimmter Interessengruppen, vor allem durch unkritische Medien, ausgesetzt sind.
Mit Dank und freundlichen Grüßen …

Wir sind vielfältiger Manipulation unterworfen.

2) Universität Düsseldorf. Ärztlicher Direktor.
Prof. Dr. R. Ackermann

Sehr geehrter, lieber Herr Hartenbach,
mit sehr viel Freude habe ich Ihr Buch über die Wertung der Nahrungsstoffe empfangen und möchte mich auf diesem Wege recht herzlich bedanken.
Ich werde Ihrem Wunsch, das Kollegium über die Handlungen der »Anti-Cholesterin-Mafia« aufmerksam zu machen, nachkommen.
Mit den besten Wünschen verbleibe ich ...

3) Universitätsklinikum Heidelberg.
Prof. Dr. Allenberg

Sehr geehrter, lieber Herr Hartenbach,
erst jetzt bin ich dazu gekommen, in Ihr Buch »Cholesterin – wertvollster Baustein des Lebens« hineinzuschauen, und möchte mich bei Ihnen für die Übersendung des Buches und Ihren Begleitbrief recht herzlich bedanken.
Ich habe es mit Interesse gelesen und, wie ich hoffe, meinen Horizont, insbesondere über das Cholesterin, erheblich erweitert.
Mit freundlichen und kollegialen Grüßen ...

Mediziner wissen oft zu wenig über das Cholesterin.

4) Justus-Liebig-Universität, Gießen. Leiter der Thorax- und Allgemeinchirurgie.
Prof. Dr. K. Schwemmle

Sehr geehrter Herr Kollege Hartenbach,
vielen Dank dafür, dass Sie mir Ihre Cholesterin-Broschüre geschickt haben.

31

Die Cholesterin-Hypothese – ein Glaubenskrieg

In der Tat ist für mich der Streit um den richtigen und gesunden Cholesterin-Wert mehr ein Glaubenskrieg, und ich habe mir selbst noch nie den Cholesterin-Spiegel messen lassen, obwohl ich inzwischen das 62. Lebensjahr überschritten habe. Auf den Genuss von Margarine habe ich seit meiner Studentenzeit, als ich mir Butter nicht leisten konnte, verzichtet. Mit anderen Worten: Sie sprechen mir aus dem Herzen. Ihnen alles Gute und herzliche Grüße ...

5) Verband Deutscher Kapitäne und Schiffsoffiziere e. V. Präsident. Prof. W. Huth

Sehr geehrter Herr Dr. Hartenbach,
im Namen des Verbandes Deutscher Kapitäne und Schiffsoffiziere möchte ich Ihnen für die Übersendung Ihres sehr interessanten Buches danken.

Der Verbraucher wird wissentlich getäuscht.

In der Tat stehen Sie mit Ihrer Meinung gegen vielfach geäußerte Informationen aus der Industrie, wobei Sie sicher den besseren Überblick haben, wie die »Kunden« an der Nase herumgeführt werden.
Wir werden Ihr Buch in unsere Bibliothek aufnehmen und unseren Mitgliedern gerne zur Verfügung stellen. Nochmals vielen Dank für die freundliche Überlassung ...

6) Bayerischer Bauernverband. München. Präsident. Gerd Sonnleitner

Sehr geehrter Herr Professor Hartenbach,
über Ihr neues Buch »Cholesterin – wertvollster Baustein des Lebens« habe ich mich sehr gefreut. Haben Sie herzlichen Dank.

Eindrucksvoll beschreiben Sie die Bedeutung des Cholesterins und engagieren sich, Ihre wissenschaftlichen Erkenntnisse auch der Öffentlichkeit darzustellen. Für diesen Einsatz spreche ich Ihnen meine Anerkennung und Hochachtung aus.
Ich wünsche Ihnen für die Zukunft alles Gute ...

Die industriell gesteuerte Irreführung

Die von der Industrie betriebene unsinnige Fälschungspropaganda des Wertes von Cholesterin entwickelt sich in geradezu erschreckender Weise zu einer die gesamte Gesellschaft und die praktische Medizin durchdringenden Cholesterinwelt (Borgers: »Cholesterin: Das Scheitern eines Dogmas«).

Kennzeichnend für die enormen Auswirkungen der falschen Cholesterin-Hypothese sind u. a.:

80 Prozent der Erwachsenen sollen cholesterinkrank sein.

• Die vielen in Amerika, dem Ursprungsland des Cholesterinschwindels, Cholesterin markierten Lebensmittel.

• Die Behauptung, dass 80 Prozent der Erwachsenen cholesterinkrank seien.

• Der unentwegte Versuch, alle Menschen – Erwachsene und Jugendliche – zu einer Cholesterinüberprüfung zu bewegen, was in Deutschland zum Beispiel von Professor Schwandt, Klinikum Großhadern der LMU München intensiv betrieben wird und was mich bereits zur nachfolgenden Warnung veranlasst hat (s. S. 20 f.).

• Die völlig aus der Luft gegriffene Fehlwertung des Cholesterins als häufigste Ursache der Herz- und Kreislaufstörungen.

Der »richtige« Cholesterinwert wird viel zu niedrig angesetzt.

• Das Drängen nach einer Cholesterin senkenden Behandlung, wozu die Wertgröße des Cholesterins für die Indikation einer Cholesterin senkenden Behandlung so festgesetzt wurde, dass fast jeder Mensch, Jugendliche wie Erwachsene, davon betroffen ist.

• Die Verheimlichung der erschreckend großen Zahl an Todesfällen und an krebsigen Degenerationen durch medikamentöse Senkung des Cholesterinspiegels.

Von Jahr zu Jahr steigt die Zahl der betroffenen Menschen, die sich einer falschen Behandlung mit Cholesterin senkenden Medikamenten unterzogen haben, und Borgers erwähnt in seinem Buch, dass in Deutschland bereits im Jahr 2000 mehr als 20 Millionen Menschen eine Cholesterinbestimmung über sich haben ergehen lassen, für die es wissenschaftlich gesehen keinen Anlass gab. Mit dieser in Ärztekreisen zunehmenden Fehlbeurteilung erhöht sich die Zahl der Menschen, die einer lebenslangen medikamentösen Therapie (Cholesterin senkende Behandlung) ausgesetzt sind und damit Gesundheit und Leben riskieren. Die irreführende Cholesterin-Hypothese, der ausschließlich industrielles Gewinnstreben zugrunde liegt und die keinerlei wissenschaftliche Basis besitzt, ist längst, wie Borgers auch in seinem Buch beschreibt, »in eine cholesterinbezogene weltweite Praxis, sowohl von Ärzten als auch von allgemeinen (Lipid-Liga, Arteriosklerose-Stiftung u. Ä.) mit Präventionsanstrengung behafteten Institutionen eingegangen«.

Immer mehr Menschen werden zu lebenslangen Cholesterin-Patienten.

Die Anstrengungen, der geschäftlich ausgerichteten Fehlwertung des Cholesterins einen seriösen Charakter zu verleihen, führte dazu, dass die Industrie Auszeichnungen erfand und finanzierte, wie den Heinrich-Wieland-Preis, der von der Margarine-Industrie (s. S. 15), oder die Ernst-von-Bergmann-Plakette (s. S. 45), die von der Bayerischen Ärztekammer vergeben wird. Die Preisträger sind selbstverständlich »Wissenschaftler«, in deren Publikationen geschäft-

Von der Industrie erfundene Auszeichnungen sollen der Anti-Cholesterin-Propaganda einen seriösen Anstrich verleihen.

lich Verwertbares für die Sponsoren enthalten ist. So erhielt Professor Dr. med. Peter Schwandt, leitender Oberarzt der Medizinischen Klinik II am Klinikum Großhadern der LMU München, im Januar 2001 diese Auszeichnung (s. S.44 ff.) – wohl kaum wegen seiner wissenschaftlich fundierten Tätigkeit, sondern wegen seines Eifers, die Cholesterin-Hypothese und den Einsatz Cholesterin senkender Medikamente zu fördern. Für diese industriell gesteuerte Propaganda habe er mehr als 400 Fortbildungskurse und Diskussionsveranstaltungen geleitet, wurde lobend hervorgehoben. Ebenso gelobt wurden auch seine Bemühungen, Cholesterinüberprüfungen bei Erwachsenen und Jugendlichen, selbst bei Schulkindern zur vorbeugenden Behandlung gegen Herzinfarkt gesetzlich zu fordern. Ich kann mich einem solchen Lob nicht anschließen, sondern würde für derartige medizinische Überlegungen eine juristische Überprüfung für angebracht halten (s. S. 86).

Mancher fordert schon gesetzliche Cholesterinuntersuchungen.

Das Nobelpreis-Komitee blockt seriöse Cholesterin-Forschung ab.

Wie Borgers in seinem Buch beschreibt, hat sich selbst das Nobelpreis-Komitee Entscheidungen erlaubt, die wissenschaftliche Bemühungen um die seriöse Darstellung des Cholesterinwertes blockieren. Ein Nobelpreis wurde zum Beispiel für die Entdeckung der Fehlanlage der Zellen bei angeborener Hypercholesterinämie vergeben, die von der Anti-Cholesterin-Mafia zur Fehldarstellung missbraucht wurde, als seien höhere Cholesterinwerte auch in einem gesunden Körper ohne Fehlanlage der Zellen gesundheitsgefährdend (s. S. 20 f.). Ein weiterer, den wissenschaftlichen Fakten nicht gerecht werdender Nobelpreis besteht in der Vergabe des Preises 1992 für das Energie liefernde Hormon Adrenalin, obwohl

30 Jahre zuvor das von mir an über 6000 Patienten überprüfte Steroidhormon Cortisol als das dominierende Energie liefernde Stresshormon bekannt wurde. Da Cortisol sich aus Cholesterin entwickelt, wurde die diesbezügliche Bedeutung des Cholesterins durch den Nobelpreis für Adrenalin untergraben.

Das größte Unheil aber richteten die Statistiken an. Zum einen wurden sie von der Industrie in Auftrag gegeben und überwacht und sollten natürlich Ergebnisse bringen, die dem Wunsch der zahlenden Industrie entsprachen. Zum anderen waren sie so angelegt, dass eine ernsthafte wissenschaftliche Linie nicht zu erkennen war und alle Voraussetzungen für eine brauchbare Wertung fehlten. Allen Statistiken ist gemeinsam, dass außer einer mehr oder weniger mangelhaften und unkontrollierten Überprüfung des Cholesterinspiegels alle weiteren Überprüfungen und Untersuchungen fehlten. Cholesterin als Grundstoff für die Steroidhormone, für Vitamine wie z. B. D$_3$, für die Gallensäuren etc. erlaubt nur eine Wertung, wenn gleichzeitig die genannten Substanzen parallel mitüberprüft werden, was nicht in einem einzigen Fall, nicht in einer einzigen Statistik erfolgte. Obwohl Statistiken so angelegt waren, dass sie das Cholesterin als Ursache für die Entwicklung einer Arteriosklerose, eines Herzinfarktes und Schlaganfalls beweisen sollten, wurden keine Überprüfungen der Ursachen durchgeführt, die bekanntlich für die Entwicklung von Herz- und Kreislaufstörungen infrage kommen, wie Bluthochdruck, Fettsucht, Dauerstress, Eiweiß- und Vitamin-C-Defizit in der Ernährung etc. Nichts von alledem fand sich in den Statistiken. Man bluffte mit Zahlen, und prompt fie-

In Auftrag gegebene Statistiken richten das größte Unheil an.

Cholesterin sichert die Produktion der Steroidhormone und regeneriert den Vitaminhaushalt.

len viele und ein großer Teil der Ärzteschaft darauf rein (s. S. 48 ff.). So verwirrte z. B. mit der Zahl von 482 499 untersuchten Personen »The Lipid Research Clinics Program« 1979 die Öffentlichkeit, und pausenlos überschwemmte Amerika mit manipulierten Statistiken die ganze Welt, so auch Europa. Wie bereits im Vorwort kommentiert, wurden dabei die für die Industrie negativen Aussagen der Statistiken verschwiegen und mit fantasievollen falschen Angaben eine gefährliche Irreführung der Bevölkerung betrieben. Erstaunlich war es mir, wie vielen anderen Wissenschaftlern (s. Kapitel 5), dass dieser Unsinn in den Arztpraxen auf so wenig Widerspruch stieß und selbst gut ausgebildete Ärzte ihn unterstützten; auf der anderen Seite zeigten sich bei einer Überprüfung ihres Wissens bedenkliche Lücken, meist musste ich eine völlige Unkenntnis auf den besprochenen Gebieten feststellen.

Statistiken enthalten oft gezielte Falschaussagen.

Die weiteren Fälschungen, die der Welt vorgesetzt wurden, waren schlicht »Betrug«, bewusster und gezielter Betrug, dessen Duldung und stillschweigende Hinnahme mir unfassbar erscheint. Man führte über Jahrzehnte Kaninchenversuche ins Feld, durch die man den klaren Beweis arteriosklerotischer Erkrankung der Gefäße durch Cholesterin erbracht hätte. Das war reine Fantasie. Man verschwieg, dass die Kaninchen mit Cholesterin derart überfüttert wurden, dass ihr Cholesterinspiegel von 40 auf 1200 mg/dl stieg. Abgesehen davon, dass Kaninchen kein Cholesterin mit ihrer natürlichen Nahrung aufnehmen, bedeutet die gewaltsame Steigerung ihres Cholesterinspiegels auf 1200 mg/dl eine regelrechte Vergiftung mit Cholesterin und würde beim Menschen einem

Der größte Bluff: die Kaninchenversuche

Cholesterinspiegel von etwa 7000 bis 8000 mg/dl entsprechen. Mit einem derartig hohen Cholesterinspiegel würde der Mensch keine acht Tage leben, sondern an einer allgemeinen Cholesterininfiltration mit Funktionsinsuffizienz aller Organe sterben. Bei den Angaben über die Kaninchenversuche wurde ausnahmslos verschwiegen, dass durch den steigenden Cholesterinspiegel zwar alle Organe Cholesterin-infiltriert wurden, aber die Gefäße hiervon lange verschont blieben. Erst im Endstadium sah man Cholesterinablagerungen in den Gefäßen, aber keineswegs arteriosklerotischer Art. Der Pharmaindustrie, die auf Tagungen so laut und nimmermüde auf ihre Kaninchenversuche hinweist, sollte man wegen Betrug und Irreführung das Wort verbieten und alle erdenklichen Mittel ergreifen, um sie zum Schweigen zu bringen. Die führende Pharmafirma ist hier die Firma Merck (USA), die das Cholesterin senkende Medikament Lovastatin vertreibt und als weltweiter Marktführer (s. Borgers' Buch »Cholesterin: das Scheitern eines Dogmas«) Milliardensummen damit jährlich einstreicht. Es ist schwer, in seinem Buch meint Borgers »sogar aussichtslos«, gegen diese Art merkantiler Pseudowissenschaft erfolgreich anzugehen, da die mit Millionenbeträgen erstellten Statistiken (50 bis 75 Millionen Euro pro Statistik) darauf ausgerichtet seien, alle realen Widersprüche zu unterdrücken.

Wichtige Erkenntnisse aus den Tierversuchen wurden verschwiegen.

Merck, Sharp & Dohme ist Marktführer bei den Cholesterin senkenden Medikamenten.

Auf den folgenden Seiten finden Sie Beispiele dafür, wie Ärzte, medizinische Institutionen und die Margarine- und Pharmaindustrie an der Anti-Cholesterin-Kampagne mitwirken.

Eine bezahlte Anti-Cholesterin-Tagung

Pharmakonzerne führen die Anti-Cholesterin-Kampagne an.

Auf dieser Programmseite zu einer Anti-Cholesterin-Tagung sind unten links die Namen von meist weltweit führenden Pharmafirmen aufgeführt, die medizinische Zentralstellen sponsern. Wofür? Meine Schlussfolgerung: für ihre Anti-Cholesterin-Propaganda.

May-Symposium on Lipids and Lipoproteins

Relevance of Cholesterol
in Maintaining Health

On the occasion of the 60th birthday of Dietrich Seidel
May 9, 1998

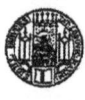 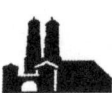

Universitäts-Klinikum Großhadern
Ludwig-Maximilians-Universität München
Hörsaal III
Marchioninistraße 15

Organizers:
Professor Dr. A. K. Walli
Priv.-Doz. Dr. J. Thiery

Institut für Klinische Chemie
Klinikum Großhadern
Maximilians-Universität München
Marchioninistraße 15
81377 München
Telefon: ++4989709532 10
Fax: ++49897095 8888

The scientific program is kindly sponsored by
MSD Sharp & Dohme GmbH
B. Braun Melsungen AG
Boehringer Mannheim GmbH
Abbott GmbH

40

Auf einer Tagung der Lipid-Liga 2000 im Klinikum München-Großhadern wurde ein Paper mit folgender Überschrift verteilt:
»HDL-Cholesterin und die Behandlung der koronaren Herzkrankheit: Unterschiedliche Wirkungen von Atorvastatin und Simvastatin«
Autoren:
Dimitri P. Mikhailidis und Anthony S. Wierzbicki

Auf dem Paper selbst wird eine »Erklärung zu Vergünstigungen« abgegeben:
Beide Autoren erhielten von Merck Sharp & Dohme Limited, United Kingdom, und Parke-Davis/Pfizer Zuschüsse für Forschung und Lehre. Diese Übersicht wurde durch Forschungsmittel von Merck Sharp & Dohme Limited, United Kingdom, unterstützt.

Arzneimittelhersteller zahlen für Studien.

Meine Schlussfolgerung: wiederum industriell gekaufte Fehldarstellung zum Cholesterinproblem.

Übrigens: obwohl in meinem vorher genannten Rundschreiben (S. 17 ff.) diejenigen Hochschullehrer und industriellen Institutionen, die sich an diesem »Täuschungsmanöver des Jahrhunderts« beteiligen, namentlich genannt wurden, habe ich keinen einzigen Widerspruch erfahren. Im Gegenteil, ich wurde immer wieder schriftlich dazu aufgefordert, auf diesem Weg der Entlarvung der Anti-Cholesterin-Fanatiker weiter aktiv zu bleiben.

Dem Vorwurf der Fälschung wurde bisher nicht widersprochen.

Unverständliches Verhalten von Medizinern

Als Nächstes bringe ich meine Stellungnahme im Bayerischen Ärzteblatt zu dem unfassbaren Verhalten von Prof. Dr. Schwandt, Oberarzt und Leiter der Medizinischen Klinik II des Universitätsklinikums München-Großhadern, der ohne eigene wissenschaftliche Arbeiten oder entsprechende Unterlagen eine unverantwortliche Anti-Cholesterin-Propaganda betreibt und eine gesetzlich anzuordnende Cholesterinüberprüfung der gesamten Bevölkerung von Jugend an, so auch aller Schüler, fordert. Trotz meines guten Verhältnisses zu Professor Schwandt muss ich dieses Vorgehen in den letzten Jahren als unverantwortlichen Unsinn bezeichnen, wodurch die Bevölkerung eine bedenkliche Beeinträchtigung ihrer Gesundheit erleiden würde. Betrachtet man die schädlichen Auswirkungen einer Senkung des Cholesterinspiegels – zahlreiche Todesfälle und eine erhebliche Steigerung der Krebsfälle –, so ist mir das Verhalten von Prof. Schwandt unverständlich, zumal er in privaten Gesprächen viel vorsichtiger argumentiert.

Stellungnahme von Professor Hartenbach zu dem Anti-Cholesterin-Terror von Professor Schwandt (Bayer. Ärzteblatt Mai 2000)

Auf dem Weg zum Herzinfarkt-Risiko-Atlas: Die Bayerische Cholesterin-Aktion

Zum Titelthema von Dr. Ester Laubach, Dr. Carsten Otto und Professor Dr. Peter Schwandt in Heft 1/2000, Seite 3ff.

Ich erlaube mir, aus meinem Buch zu zitieren:
Die Charakterisierung der Anti-Cholesterin-Statistiken durch weltbekannte Wissenschaftler, wie Apfelbaum, Berger, Glaeske, Holtmeier, Immich, Krämer, Kaltenbach, Skrabanek, Stehbens und andere (Seite 38 bis 54), ist wie folgt:»manipuliert, fantasievoll, ohne wissenschaftliche Basis, untauglich, nutzlos, oberflächlich, gebogen, trickreich, unsinnig, Blendwerk, nicht verwertbar, irreführend«, um nur einige Äußerungen der Kritik herauszugreifen.

Fantasievolle, manipulierte Statistiken

Skrabanek fügt noch hinzu:»Es ist kaum in der Medizin etwas so gut bewiesen worden wie die Erfolglosigkeit dieser multiplen Intervention, das Cholesterin für die Entwicklung einer koronaren Herzkrankheit verantwortlich zu machen!!!«
In gleicher Weise ist auch die von Ihnen mit Professor Schwandt gestartete»Cholesterin-Aktion« einzustufen, die nicht nur ohne Nutzen, sondern auch höchst gesundheitsgefährdend ist, abgesehen von dem dadurch ausgelösten Psychoterror. Durch falsche Darstellung der Wertigkeit des Cholesterins wird die Bevölkerung in Angst und Schrecken versetzt, woraus sich bereits ein Milliardengeschäft entwickelt hat. Zentralstellen dieses unverantwortlichen geschäftlichen Treibens ist die Margarine- und die Cholesterin senkende Medikamente produzierende Industrie (wie MSD Sharp & Dohme GmbH / Boehringer Mannheim GmbH / Abbott GmbH). Sie sponsert und bestimmt über amerikanische und europäische Statistiken, so auch die des Institutes für Klinische Chemie und der Medizinischen Klinik II von Großhadern.
Auch die pseudowissenschaftlichen Verbände, wie

Psychoterror aufgrund falscher Angaben über Cholesterinwerte

die Lipid-Liga und Arteriosklerose-Stiftungen mit ihren laienhaften, unsinnigen Aussagen über Cholesterin stehen offensichtlich voll in der Hand der genannten Industrie.

Herrn Professor Schwandt, dessen Einsatz und Grundeinstellung ich sehr schätze, sollte man die nötigen Mittel für ein Stoffwechsellabor bereitstellen, in dem er die von Cholesterin abhängigen Stoffwechselvorgänge, insbesondere der Steroidhormone unter einer Senkung des Cholesterinspiegels überprüft. Das wäre hilfreich.

Professor Dr. Walter Hartenbach, Chirurg,
82031 Grünwald

Auf der nachfolgenden Seite ist die Auszeichnung von Prof. Dr. Peter Schwandt im Bayerischen Ärzteblatt gebracht. Prof. Schwandts Verdienste bestanden darin, dass er sich trotz des Fehlens randomisierter Studien – aus sämtlichen Kontroll- und Präventionsstudien war zu ersehen, dass Cholesterin in keinem Zusammenhang mit der Entwicklung des Herzinfarkts gebracht werden kann – unentwegt bemühte, die Möglichkeiten »vorbeugender Maßnahmen« zur Verhütung eines Herzinfarkts zu überprüfen. Prof. Schwandt schreibt im »Deutschen Ärzteblatt« 90 (1993), dass »auch bei Fehlen einer randomisierten Studie ... von einer wirksamen lipidregulierenden medikamentösen Behandlung ein erheblicher Nutzen auch für ältere Menschen ... zu erwarten ist.« Auch die Bedenken erregenden Auswirkungen des Einsatzes Cholesterin senkender Medikamente, für die es Hinweise in vielen bedeutenden Statistiken gab, fanden

Einseitige Darstellungen zum Wohl der Pharmaindustrie

bei ihm meines Wissens nach keine Beachtung. Im Gegenteil: Herr Schwandt zeigte sich sehr engagiert in der Empfehlung Cholesterin senkender Medikamente. Seine Vorträge waren in dieser Beziehung ersichtlich einseitig und eher als nicht wissenschaftliche Äußerung zu bezeichnen, und offensichtlich zum Wohl der Industrie, die ihm zur Verleihung dieses Preises verholfen hatte:

Bayerisches Ärzteblatt Januar 2001:
Ernst-von-Bergmann-Plakette für Professor
Dr. Peter Schwandt
Der Vorstand der Bundesärztekammer hat Professor Dr. med. Peter Schwandt, München, für seine Verdienste um die ärztliche Fortbildung mit der Ernst-von-Bergmann-Plakette ausgezeichnet. Die Verleihung fand bei der Eröffnung des 51. Nürnberger Fortbildungskongresses durch den Präsidenten der Bayerischen Landesärztekammer, Dr. H. Hellmut Koch, statt.

Preisträger einer fragwürdigen Auszeichnung

Kollege Schwandt ist seit Mitte der Sechzigerjahre engagiert in der ärztlichen Fortbildung tätig mit insgesamt mehr als 400 Fortbildungs- und Diskussionsveranstaltungen in ärztlichen Kreisverbänden, Krankenhäusern, Qualitätszirkeln, regionalen und bundesweiten sowie europäischen Kongressen insbesondere zu Fragen der Arterioskleroseprävention unter besonderer Berücksichtigung der Lipoprotein-Risiken und Fragen der Primär- und Sekundärprävention der koronaren Herzkrankheit.

Hinzu kommt die Information der nichtärztlichen Öffentlichkeit zu Fragen der Risikofaktoren, der Prävention, der Ernährung und Pharmakotherapie. Durch seine langjährige Informations- und Fortbildungstätigkeit zu den genannten Themenbereichen hat Professor Schwandt wesentlichen Anteil an der Umsetzung einer gezielten Prävention und Intervention bei der Ärzteschaft und in der Bevölkerung. Aktuelle Langzeitprojekte wie die Bayerische Cholesterin-Aktion (seit 1988) und das Präventions-Erziehungs-Programm Nürnberg (eine prospektive Studie an Nürnberger Schülerinnen/Schülern mit familienorientierter Intervention, um das kardiovaskuläre Risiko der Schulkinder und ihrer Familien zu senken (seit 1993), gingen wesentlich auf seine Initiative zurück.

Schon bei Schulkindern soll der Cholesterinwert bestimmt werden!

Er ist Mitglied im Editorial Board mehrerer wissenschaftlicher Zeitschriften, Mitherausgeber mehrerer Fachbücher (unter anderem »Handbuch der Fettstoffwechselstörung«), sowie Mitglied in zahlreichen wissenschaftlichen Gesellschaften.

Professor Dr. Peter Schwandt wurde am 11. Januar 1936 in Stettin/Pommern geboren, studierte Medizin in Marburg, Graz, Wien und München, er ist leitender Oberarzt und Leiter der Abteilung für Stoffwechselkrankheiten in der Medizinischen Klinik II am Klinikum Großhadern der LMU München.

Butter ist gesünder als Margarine.

Als nächstes Beispiel für Betrug durch falsche Darstellung des Cholesterinspiegels sei auf der folgenden Seite das »Margarine-Institut für gesunde Ernährung« genannt. Sein Credo lautet: »Margarine ist besser als Butter und schützt vor Cholesterinschäden.« Erstens ist Butter wesentlich gesünder als Margarine und zweitens stellt Cholesterin den wichtigsten Schutzfaktor des Lebens dar.

MARGARINE-INSTITUT
FÜR GESUNDE ERNÄHRUNG

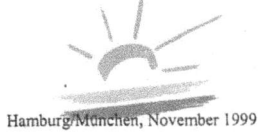

Hamburg/München, November 1999

PRESSEKONFERENZ
ANLÄSSLICH DER VERLEIHUNG DES
HEINRICH-WIELAND-PREISES 1999

Professor Dr. rer. nat. Ernst Heinz

Institut für Allgemeine Botanik
Universität Hamburg
Ohnhorststraße 18
22609 Hamburg

Professor Heinz hat seit 1984 eine C4-Professur am Institut für Allgemeine Botanik der Universität Hamburg inne. 1965 promovierte er an der Universität zu Köln im Fach Botanik über ein Glykolipid aus Blättern. Während eines Forschungsaufenthalts in Kanada Ende der 60er-Jahre beschäftigte sich Professor Heinz mit der mischfunktionellen Hydroxylierung von Fettsäuren bei Hefen. 1973 habilitierte er sich in Botanik an der mathematisch-naturwissenschaftlichen Fakultät der Universität zu Köln.

In seiner wissenschaftlichen Arbeit beschäftigt sich Professor Heinz heute mit Untersuchungen über pflanzliche Lipide und Enzyme des Lipidmetabolismus, der Bearbeitung molekularbiologischer und biotechnologischer Aspekte sowie der Erzeugung transgener Ölsaaten.

47

Das Institut arbeitet seit über 40 Jahren nach dem Motto: »Wer mir hilft, mit schlechter Ware Millionen zu verdienen, erhält von mir einen Orden und wird dadurch als Wissenschaftler dargestellt.«

Das Margarine-Institut hat Teil am Cholesterin-Betrug.

Über diesen Betrug haben sich bereits viele, so auch Brucker und Gutjahr in ihrem Buch »Cholesterin – der lebensnotwendige Stoff« aufgeregt.

Die Mediziner sind zwar in den letzten Jahren sehr zurückhaltend gewesen, aber leider finden sich immer wieder naive Personen aus anderen Fakultäten, die sich für dieses schmutzige Geschäft einspannen lassen und oft nicht einmal merken, wessen Opfer sie geworden sind.

Opfer der Irreführung. Kleiner Exkurs

Die Irreführung der Patienten in der Bewertung des Cholesterins und die bedenkliche Gesundheitsgefährdung durch Cholesterinsenkung wurden mir in über 300 Leserbriefen eindrucksvoll bestätigt. Zwei private Erlebnisse sind so charakteristisch, dass ich sie meinen Lesern nicht vorenthalten möchte.

In dem einen Fall, der sich erst vor Kurzem zugetragen hat, handelt es sich um einen Sportsfreund aus meinem Tennisklub, der sich, beeinflusst von den öffentlichen Medien, lediglich aus Neugierde seinen

Erst die Senkung des Cholesterin-spiegels macht krank.

Cholesterinspiegel hatte überprüfen lassen. Der gefundene Wert von 360 mg/dl wurde von dem untersuchenden Arzt als extrem hoch und gesundheitsgefährdend dargestellt und meinem Tennisfreund suggeriert, dass der tödliche Herzinfarkt nur noch eine Frage der Zeit sei. Der Sportsfreund ließ sich zu einer Cholesterin senkenden Behandlung in Form einer Hungerdiät und der Einnahme Cholesterin senkender Medikamente überreden. Schon nach wenigen Wochen fühlte er sich schwer krank, stets müde und abgeschlagen, die geistige und körperliche Kraft ließen auffallend nach. All diese Erscheinungen führte er unter dem Einfluss seines Arztes auf seinen hohen Cholesterinspiegel zurück, was ihn sehr beunruhigte. Zufälligerweise erfuhr er von meinem Buch »Die Cholesterin-Lüge«, was ihn veranlasste, mich sofort zu konsultieren. Sofort beendete er auf mein Anraten die Cholesterin senkende Behandlung, zumal ihm auch zu Bewusstsein kam, dass sämtliche Krankheitssymptome erst mit der Behandlung durch Cholesterin senkende Medikamente aufgetreten waren. Schnell erholte sich der Sportsfreund, war wieder kraftvoll und guter Dinge und hatte keinerlei Beschwerden mehr. Er und andere Freunde sprechen mich häufig darauf an, wie dankbar sie sind, dass sie rechtzeitig von meinem Buch erfahren haben.

Ähnliche Fälle der Verunsicherung und Irreführung ahnungsloser Patienten könnte ich in großer Zahl nennen. Es ist immer der gleiche Ablauf: Ein Arzt wird aufgrund einer Krankheit oder auch nur routinemäßig aufgesucht. Sofort stürzt sich eine große Zahl der Ärzte auf den Cholesterinspiegel, und da der Durchschnittswert des Cholesterins für Erwachsene 250 mg/dl und nicht 200 mg/dl ist, wie von der geschäftstüchtigen Pharmaindustrie fälschlicherweise angegeben, wird bei jedem Cholesterinspiegel über 200 mg/dl dem nichtsahnenden Patienten erklärt, er sei cholesterinkrank und in höchstem Maße

Patienten werden verunsichert und irregeführt.

49

gesundheitsgefährdet, die Prognose eines baldigen Herzinfarkts wird gleich nachgeliefert.

Dieselbe Art gefährlicher Irreführung lag auch dem zweiten Fall zugrunde. Es handelt sich wiederum um ein Mitglied aus einem meiner Tennisklubs, denen ich angehöre. Es war eine 62-jährige, sehr aktive, lebensfrohe und spielfreudige Dame, von Beruf Schauspielerin, die sich plötzlich über Krankheit, Unwohlsein, Müdigkeit und eine ganze Reihe merkwürdiger Krankheitserscheinungen beklagte. Sie könne nicht mehr so schnell spielen wie früher, sie sei lichtempfindlich geworden, leicht ermüdbar und so schnell kraftlos. Das sei alles durch ihr zu hohes Cholesterin verursacht, erklärte sie mir eines Tages. Dies habe ihr Hausarzt entdeckt. Dieser Arzt habe ihr die Gefahren eines hohen Cholesterinspiegels – zu viel Cholesterin wirke als höchstes Gefäßgift und könne die Ursache eines baldigen Herzinfarkts sein – dargestellt und sie dadurch in Angst und Schrecken versetzt. Selbstverständlich habe sie daraufhin sofort mit der vorgeschlagenen Cholesterin senkenden Behandlung in Form einer Diät und Verabreichung Cholesterin senkender Medikamente begonnen. Anstatt sie zu bedauern, lachte ich ihr schallend ins Gesicht und schilderte ihr ausführlich den Betrug, auf den sie hereingefallen sei. Ihr Cholesterinspiegel betrug lediglich 240 mg/dl, war also völlig normal. Aber diesen Wahnsinn in der Fehlbewertung von Cholesterin erleben wir ja täglich, wobei Herr Prof. Schwandt von der Medizinischen Klinik II des Klinikums München-Großhadern, wie ich bereits beschrieben habe, eine führende Rolle spielte. Die mit mir befreundete Dame stoppte sofort ihre Behandlung. Nur wenige

Cholesterin senkende Arzneimittel sind ungesund.

Ärzte versetzen ihre Patienten in Angst und Schrecken.

50

Wochen danach war sie wieder guter Dinge, lebenslustig und fröhlich wie immer. Viele aus unserem Tennisklub, die Ähnliches erlebt haben, wurden daraufhin von ihrer »Krankheit« geheilt.

Schuld an diesem gefährlichen Unfug sind, wie schon erwähnt, die geschäftstüchtige und unverantwortlich handelnde Margarineindustrie und die Cholesterin senkende Medikamente produzierende Pharmaindustrie, für die dieselben Attribute gelten; weiter sind zu nennen die von ihr hoch bezahlten medizinischen Institutionen, so genannte ärztliche Zentralstellen, Lipid-Liga und Arteriosklerosegesellschaften. Ihre wohlklingenden Namen verschaffen den von ihnen gemachten unsinnigen Behauptungen Gehör und werden selbst von einer großen Zahl von Ärzten kritiklos übernommen.

Hauptsache, die Industrie verdient.

Wissenschaftlich klingende Namen lassen falsche Darstellungen seriös wirken.

KAPITEL 2

Die Wertung des Cholesterins

Grundsätzliches

Bevor ich Ihnen eine ausführliche Analyse der Grundeigenschaften des Cholesterins vorstelle, möchte ich Ihnen diese zunächst kurz skizzieren.

a) Cholesterin ist die Grundsubstanz für das Steroidhormon Cortisol, das als das wichtigste Stresshormon angesehen werden muss. Seine wesentliche Bedeutung besteht in der Aktivierung der energetischen Substanzen Glukose und dem Mineral Kalium, die unsere gesamten geistigen und körperlichen Tätigkeiten steuern. Cortisol ist außerdem ein wirkungsvolles Antiallergikum und besonders zur Schockbekämpfung einzusetzen; es erhöht die Blutgerinnung durch Vermehrung der Blutplättchen und ist somit zur Blutstillung sehr geeignet, z. B. bei Blutern, oder nach einer Überdosis von blutgerinnungshemmenden Medikamenten. Schließlich stabilisiert es die Herz- und Kreislauffunktion, ist blutdrucksteigernd und euphorisierend und bremst überschießende Zellwucherung, so die krebsiger Degenerationen.

Cholesterin ist die Grundsubstanz des Steroidhormons Cortisol.

b) Cholesterin ist die Grundsubstanz der weiblichen und männlichen Sexualhormone, die verantwortlich sind für die vitalen spezifischen Funktionen, für den Muskel- und Knochenaufbau (als Anabolika bekannt) und für die Regulierung des Schlafbedürfnisses.

Viele lebenswichtige Funktionen hängen vom Cholesterin ab.

c) Cholesterin ist die Grundsubstanz des Steroidhormons Aldosteron, das als Mineralokortikoid den gesamten Mineralstoffwechsel (Elektrolyte) reguliert.

d) Cholesterin ist die Grundsubstanz der Gallensäuren, die die Fettverdauung und den Stuhlgang regulieren.

e) Cholesterin ist die Grundsubstanz des Vitamin D, das für den Aufbau von Knochen und Gelenken verantwortlich ist.

f) Cholesterin ist die Grundsubstanz für die Mitochondrien und Membranen der Billiarden menschlicher Zellen, wodurch die spezifischen Funktionen aller Organe sichergestellt werden.

Spezielle Wertung

a) Cortisol

Cortisol ist von den Steroidhormonen mit Cholesterin als Grundgerüst das dominierende Stresshormon. Es gehört neben Corticosteron und Cortison zu den Glukose aktivierenden Hormonen. Nach meinen Untersuchungen an über 6000 Patienten ist Cortisol das wichtigste Stresshormon. Es mobilisiert die energetische Substanz Traubenzucker (Glukose) aus den Eiweißdepots. Für jede geistige und körperliche Tätigkeit benötigen wir ja Traubenzucker, und dieser wird bei jeder geistigen und körperlichen Belastung durch Cortisol aus dem Eiweiß mobilisiert – entsprechend

Wichtigstes Stresshormon: Cortisol

dem jeweiligen Ausmaß der Belastung. Ich konnte als erster europäischer Forscher nachweisen, dass die durch die geistigen und körperlichen Belastungen ausgelöste Mehrproduktion an Cortisol zur Energiebeschaffung – z. B. bei sportlichen Anstrengungen oder Operationen – das Doppelte bis Vierfache des Normalen beträgt, und Extrembelastungen, wie Thoraxoperationen, Verbrennungsverletzungen oder lang anhaltende Spitzensportleistungen, bis zum Zehnfachen des Normalwertes führen (Abb. 1, S. 56), worüber ich in zahlreichen Publikationen, so auch in meinen Büchern »Eingriffe an der Kardia« und »Verbrennungsfibel« ausführlich berichtet habe.

Bei Belastung produziert der Körper mehr Cortisol.

Diese Tatsache des postoperativen Cortisolanstiegs zur Mobilisierung und Sicherstellung der erforderlichen energetischen Substanz Glukose ist nach meinen Kenntnissen bis heute einem Großteil der Ärzteschaft, ich wage sogar zu behaupten, der Mehrzahl der Ärzte, selbst profilierten Universitätsprofessoren, weltweit unbekannt.

Auch die Tatsache, dass Cholesterin die Grundsubstanz des Cortisols ist und eine Cortisolsteigerung eine Mehrproduktion von Cholesterin in der Leber auslöst, ist nur wenigen Forschern bekannt, den Medien und den meisten Ärzten leider völlig unbekannt.

Erhöhte Cortisolspiegel führen zu gesteigerter Cholesterinproduktion in der Leber.

Es wird darüber hinaus übersehen, dass der postoperative Anstieg des Cholesterins der Cortisolmehrproduktion dient und damit der Bereitstellung Energie liefernder Substanzen, der Wundheilung und der Stabilisierung der Herz- und Kreislauffunktion.

Die Unkenntnis der durch Cholesterin gesteuerten Stoffwechselvorgänge hat in der Beurteilung des

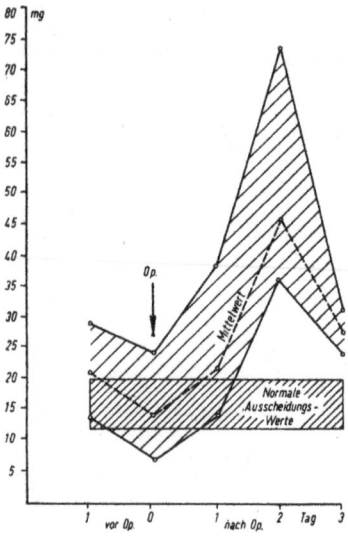

Abb. 1:
Anstieg des aus Cholesterin gebildeten Nebennierenhormons Cortisol bei körperlicher Belastung um das Doppelte bis Zehnfache, je nach Größe der Belastung (Operationen, Sport –' besonders ausgeprägt bei Spitzensport etc.) zur Aktivierung der Energie liefernden Substanz Glukose aus Eiweißdepots.

postoperativen Cholesterinanstiegs bereits zu grotesken Fehldeutungen geführt. Der schwere Eingriff einer Transplantation hat selbstverständlich eine erhebliche Steigerung der Cortisolproduktion und damit auch seiner Grundsubstanz, dem Cholesterin, zur Folge. In völliger Unkenntnis der medizinischen Vorgänge war Professor Dr. med. Christoph J. Olbricht von dieser Beobachtung so überrascht, dass er, unter Außerachtlassung aller Überprüfungen des postoperativen Geschehens, lautstark die Forderung aufstellte, sofort nach jeder Operation eine Cholesterin senkende Behandlung einzusetzen. Bisher scheint er mit diesem unsinnigen Verlangen glücklicherweise nicht viel Gehör zu finden, denn eine postoperative Minderung der Cholesterinproduktion hätte verheerende Folgen durch eine Schwächung der Abwehr-

Cholesterinsenkung nach einer Operation wäre verheerend.

56

funktionen und eine Gefährdung der Herz- und Kreislaufstabilisation. Wenn Olbricht die postoperative Steigerung der Cholesterinproduktion als Ursache postoperativer arteriosklerotischer Veränderungen und anderer Gefäßschäden anführt, so lässt er lediglich seiner Fantasie freien Lauf und bewegt sich außerhalb aller wissenschaftlichen Erkenntnisse. Unfassbar ist für mich auch hierbei die Kritiklosigkeit, mit der das Deutsche Ärzteblatt derartig unqualifizierte Artikel annimmt und dadurch – nicht nur in diesem Fall – die Ärzteschaft irreführt.

Desinformierte Ärzte durch unqualifizierte Veröffentlichungen

Die postoperative Regulation des Stoffwechsels durch Cholesterin und Cortisol beschränkt sich nicht nur auf die Mobilisierung energetischer Substanzen, sondern erstreckt sich auch auf die Konzentrationsverschiebungen der Mineralien Kalium und Natrium, deren überragende Bedeutung in der Aufrechterhaltung der Spannkraft der Muskulatur und der Gefäße und somit in der Sicherung des Blutdrucks und der Herzleistung besteht. Cortisol sorgt je nach Bedarf für die Auswanderung von Kalium aus den Zellen in die Blutbahn und zum Ausgleich – vor allem des osmotischen Drucks des Bluts – für die Einwanderung von Natrium aus dem Blut in die Zellen. Cortisol sichert somit die Aufrechterhaltung der Herz- und Kreislauffunktion.

Ohne Cortisol würde unser Kreislauf zusammenbrechen.

Diese wichtige, lebenserhaltende und lebenssteuernde Funktion des Cortisols mit Cholesterin als Grundsubstanz findet man in keiner der vielen, von der Anti-Cholesterin-Mafia bezahlten Statistiken. Nie wird diese wissenschaftliche Grundkenntnis in den so genannten »Cholesterin-Tagungen« von einem Arzt, auch nicht von profilierten Professoren erwähnt. Die

Kenntnislücke der Ärzteschaft ist erheblich und nur so konnte sich das Täuschungsmanöver der Anti-Cholesterin-Mafia weltweit durchsetzen. Manipulierte, mit Millionenbeträgen erstellte Statistiken, Milliardengewinne durch den Einsatz der unnützen und sogar lebensbedrohlichen Cholesterin senkenden Medikamente diktieren das Geschehen, und es erscheint aussichtslos, schreibt Professor Borgers in seinem Buch, »erfolgreich mit wissenschaftlichen Fakten diesem betrügerischen Manöver Herr zu werden«. Ich sehe es als eine ernsthafte Bedrohung für die Gesundheit großer Bevölkerungsteile, wenn auch noch der Gesetzgeber eingeschaltet werden soll, um die Hinnahme gesundheitsgefährdender oder sogar tödlicher Behandlungen als gesetzliche Verpflichtung festzulegen.

Die Cholesterin-Lüge gefährdet die Volksgesundheit.

b) Weibliche und männliche Sexualhormone

Die Grundsubstanz der Sexualhormone ist, wie schon erwähnt, das Cholesterin. Die wesentlichen Funktionen erstrecken sich auf:

- Potenz des Mannes,
- Fruchtbarkeit der Frau,
- Eiweißaufbau der Muskulatur (als Anabolika und Dopingmittel bekannt),
- Eiweiß- und Kalkeinbau im Skelettsystem (Verhütung der Osteoporose),
- Regulierung des Schlafs (Erstellung von Narkosemitteln aus Sexualhormonen).

Die Sexual-hormone werden aus Cholesterin gebildet.

Die Sexualhormone unterteilt man in männliche (Androstendion, Androsteron, Testosteron) und weibliche (Oestron, Oestradiol, Oestriol). Sie dienen nicht nur der Potenz des Mannes und der Fruchtbarkeit der Frau, sondern sind auch noch als »Anabolika« an Ei-

58

weißaufbau und Kraftleistung der Muskulatur, an der Stabilisierung und dem Kalkaufbau des Skelettsystems sowie an der Regulierung des Schlafes beteiligt. So kann man aus männlichem Sexualhormon Narkosemittel herstellen. Cholesterin als Grundsubstanz dieser Hormone fördert somit die männlichen und weiblichen Sexualfunktionen, die Leistungsfähigkeit der Muskulatur, die Entwicklung der Knochen und Gelenke und die Entspannung im Schlaf.

Das Einsetzen von Sexualhormonen als Dopingmittel im Sport ist hinreichend bekannt.

Da die Sexualhormone in großem Umfang an der körperlichen Leistungsfähigkeit des Menschen beteiligt sind, müsste von den »Anti-Cholesterin-Statistikern«, also der entsprechenden Pharmaindustrie und einem Großteil der kritiklosen Ärzteschaft fairerweise darauf hingewiesen werden, dass die von ihnen geforderte Senkung des Cholesterinwertes beim Erwachsenen unter 200 mg/dl u. a. zur Beeinträchtigung der vitalen Funktionen des Mannes und der Frau, zur Herabsetzung der körperlichen Leistungsfähigkeit, zur Schädigung des Skelettsystems (vermehrter Kalkabbau) und zu Schlafstörungen führen wird.

Cholesterin-senkung gleich Minderung der Leistungsfähigkeit

Es ist kaum verständlich, dass bei der Erstellung aller Statistiken und leider auch bei den von Ärzten betriebenen Cholesterin senkenden Behandlungen, die dringend erforderliche Überprüfung der von Cholesterin abhängigen Stoffwechselvorgänge, so z. B. auch des Eiweiß-, Hormon- und Elektrolytspiegels, unterlassen wird. Bei meinen Befragungen der Ärzte in privaten Gesprächen und auf Kongressen habe ich den Eindruck gewonnen, dass das Wissen um die

Eiweiß-, Hormon- und Elektrolyt-haushalt sind cholesterin-abhängig.

59

Möglichkeit, die Notwendigkeit und den Wert dieser Kontrollen fehlt. Bei den mit Millionenbeträgen von der Pharmaindustrie erstellten Statistiken zum Zwecke der Geschäftsförderung ist die Manipulation klar erkennbar (s. Kapitel 4, S. 73 ff.).

Statistiken liefern Beobachtungen, keine Beweise.

Hierbei darf darauf aufmerksam gemacht werden, dass die sich immer stärker vordrängende Epidemiologie (statistische Erkenntnis) nicht als Wissenschaft an sich angesehen werden kann, sondern lediglich die Aufgabe hat, gemachte Beobachtungen als Anregung zur wissenschaftlichen Überprüfung weiterzuleiten. Es ist aber nicht erlaubt, Beobachtungen, vor allem oft auffällig fantasievoller Art, als determinative Beweisführung vorstellen zu wollen.

An dieser Stelle erscheint es mir angebracht, kurz auf die Wirkung und Nebenwirkung des angeblich die Potenz fördernden Medikamentes »Viagra®« einzugehen, zumal die Gefahr besteht, dass auf dieses Mittel von den durch Cholesterinsenkung potenzgestörten Männern zurückgegriffen wird.

Viagra® hat keine chemische Strukturverbindung zu den Sexualhormonen, die als Hauptfaktor für eine Erektion anzusehen sind. Demzufolge hat es auch keine Wirkung in Richtung Anabolika.

Viagra® – ein Mittel mit erheblichen Nebenwirkungen.

Viagra® ist ohne Nutzen, wenn keine Möglichkeit mehr zu einer Erektion besteht. Viagra® entfaltet seine Wirkung erst bei ausgelöster Erektion, die es verstärken oder verlängern kann.

Die Wirkung von Viagra® wird in einer Hemmung eines chemischen Stoffes, der Phosphodiesterase, begründet. Dieser Stoff befindet sich aber nicht nur im Geschlechtsorgan, sondern auch im Auge und, bisher nicht überprüft, wohl auch in zahlreichen an-

deren Organen, worauf die vielfachen Nebenwirkungen hinweisen.
Sehstörungen, Schleimhautschwellungen und Durchfälle werden als die häufigsten Nebenwirkungen angesehen, die bei regelmäßigem Gebrauch in 11 bis 17 Prozent der Fälle verzeichnet wurden. Bei Erhöhung der Dosierung um das Doppelte der angegebenen Maximaldosis wurden die Sehstörungen in 45 Prozent der Fälle beobachtet. Weitere Störungen sind Blutdruckabfälle, die bei Herzkranken zur Vorsicht mahnen. Die herstellende Firma nennt in ihren Aufzeichnungen über 100 Nebenwirkungen, die fast das gesamte Organsystem betreffen, die aber angeblich von so geringem Ausmaß seien, dass sie nur ordnungshalber erwähnt würden.

Zusammenfassend kann man sagen, dass die vielen Nebenwirkungen von Viagra® eine Empfehlung verbieten, wenn dadurch eine durch Cholesterinsenkung hervorgerufene Potenzstörung ausgeglichen werden soll. Da Viagra® zudem nicht imstande ist, eine erloschene Sexualfunktion wieder in Gang zu setzen, sondern nur eine abgeschwächte, aber noch vorhandene zu verstärken und zu verlängern, würde die große Zahl der Nebenwirkungen mich als Arzt veranlassen, meinen Patienten von der Anwendung dieses Medikamentes abzuraten.

Vorsicht, wenn eine durch Cholesterinsenkung hervorgerufene Potenzstörung mit Viagra® behandelt werden soll.

c) Das Mineralokortikoid Aldosteron

Das Steroidhormon Aldosteron hat gleichfalls als Grundgerüst Cholesterin und reguliert den Mineralhaushalt. Das Steroidhormon Cortisol hat zwar in seiner Eigenschaft als Stresshormon einen starken Einfluss auf Einsatz und Wechselspiel der Mineralien

61

*Der Mineral-
haushalt kommt
durch Cholesterin-
senkung durch-
einander.*

Kalium und Natrium, Aldosteron dient aber als zentrale Steuerungsstelle für alle Mineralien (Elektrolyte), sowohl im Bereich der Mengenelemente als auch der Spurenelemente. Die Störung dieses so bedeutungsvollen Mineralhaushalts durch Senkung des Cholesterinspiegels und damit der jeweils erforderlichen Mineralverschiebung ist nicht erforscht, aber bereits theoretisch bedenklich.

d) Die Gallensäuren

*Ein zu geringer
Cholesterin-
spiegel verursacht
Verstopfung.*

Der überwiegende Teil des in der Leber gebildeten Cholesterins wird für die Gallensäuren benötigt, die mit der Galle in den Darm abgegeben werden. Hier regeln sie die Fettverdauung, ermöglichen die Resorption von Fetten durch den Darm und sorgen für einen geregelten Stuhlgang, indem erhebliche Mengen an Galle in die Stuhlgang fördernde Substanz »Koprosterin« umgewandelt wird. Zu wenig Cholesterin führt daher zu einer Minderung der Gallensäureproduktion, weiterhin zu einer Minderung der Produktion an Koprosterin mit den Folgen einer Darmträgheit (Verstopfung) sehr unterschiedlichen Ausmaßes.

e) Die Vitamine C und D

Von den Vitaminen haben das Vitamin C und das Vitamin D eine direkte Verbindung zu Cholesterin in folgender Weise:
• Vitamin C ist Nährstoff für Cortisol mit der Grundsubstanz Cholesterin;
• Vitamin D besteht aus Cholesterin, hat als Hauptaufgabe Knochen- und Gelenkaufbau.
Vitamin C gehört zu den Grundsubstanzen für die Bildung des Cortisols in der Nebenniere, das be-

kanntlich aus Cholesterin aufgebaut wird. Vitamin C ist der Hauptaktivator für die Nebennieren-Tätigkeit und damit für die Produktion der aus Cholesterin sich entwickelnden Steroidhormone, die Grundsubstanzen sind für die geistige und körperliche Leistungsfähigkeit.

Vitamin D wird aus dem unter der Haut gelagerten Cholesterin durch Lichteinstrahlung (Sonnenlicht, Tageslicht) zu dem aktiven 7-Dihydrocholesterin umgewandelt. Es ist von ausschlaggebender Bedeutung für den Aufbau des Skelettsystems. Vitamin-D-Mangel führt zu Kalkverarmung der Knochen, zur Osteoporose und Rachitis. Mit der Senkung des Cholesterinspiegels sind die Gefahren einer mangelnden Bildung von Vitamin D, somit einer Wachstumsverzögerung der Knochen bei Jugendlichen, der Osteoporose und degenerativer Knochenerscheinungen beim Erwachsenen verbunden.

Vitamin-D-Mangel führt zu Knochenerkrankungen.

f) Cholesterin, Grundsubstanz der Zellen

92 Prozent des Cholesterins sind in den Zellen verankert. Cholesterin wird den Billiarden Zellen des menschlichen Körpers zur Ausübung ihrer Funktionen und für ihr Wachstum durch den LDL-Lipoprotein-Cholesterin-Komplex zugeführt, also durch die Form des Cholesterins, die von der industriell gesteuerten »Anti-Cholesterin-Mafia« unsinnigerweise als »schlechtes« Cholesterin hingestellt wird. Ein solches Urteil über den wertvollen, für den gesamten lebensnotwendigen Stoffwechsel ausschlaggebenden LDL-Lipoprotein-Cholesterin-Komplexes ist unwissenschaftlich, falsch, irreführend. Es ist unverständlich, dass die Empörung der Wissenschaftler

Über 90 Prozent des Cholesterins befindet sich in den Zellen.

über diesen geschäftsorientierten Unsinn kein Gehör findet.

Da das Cholesterin die Steuerung der Zellfunktionen wahrnimmt, ist es nicht verwunderlich, dass viele Beobachter und Statistiken von der Zunahme krebsiger Entartungen bei medikamentöser Senkung des Cholesterinspiegels berichten. Jede Senkung des Cholesterinspiegels bedeutet eine Schwächung der geordneten Funktionen der Zellen und des Immunsystems und kann schwere Gesundheitsstörungen verursachen. Die schweren, z. T. tödlichen Folgen einer medikamentösen Cholesterinsenkung wurden im August 2001 durch die Rücknahme des Cholesterin senkenden Medikamentes Lipobay® durch die Bayer-Pharma einem größeren Kreis bekannt und haben weltweit großes Aufsehen erregt. Die Darstellung der Schädigungen durch das Medikament und deren Ursache war in den Medien, wie gewohnt, diffus, fantasievoll, unklar, unwissenschaftlich oder kurz gesagt »sinnloses, kenntnisloses Gequatsche«. Für die Rechtfertigung einer Cholesterinsenkung gibt es keine einzige Indikation. Selbst die angeborene, auf eine Fehlanlage der Zellen beruhende »Hypercholesterinämie« kann mit Cholesterin senkenden Medikamenten nicht beeinflusst werden, weswegen ich nachfolgend etwas ausführlicher auf dieses Krankheitsbild eingehen möchte.

Die angeborene Hypercholesterinämie habe ich bereits in meinem Rundschreiben (S. 17 f.) besprochen, weswegen ich hier nur die wesentlichen Faktoren noch einmal zusammenstelle:

Die angeborene Hypercholesterinämie ist eine Krankheit, die weder mit der Cholesterinproduktion noch

Ein niedriger Cholesterinspiegel schwächt Zellfunktionen und Abwehrsystem.

Es gibt keinen Beweis, dass die Senkung des Cholesterinspiegels Sinn macht.

mit der Cholesterinaufnahme durch die Nahrung etwas zu tun hat. Sie besteht vielmehr in einer Fehlanlage der Zellen, die an einem Rezeptormangel für den LDL-Lipoprotein-Cholesterin-Komplex leiden. Die Zellen sind nicht in der Lage, den LDL-Lipoprotein-Cholesterin-Komplex aufzunehmen und diesem das für sie erforderliche Cholesterin in ausreichendem Maße zu entnehmen. Die Leber produziert aber uneingeschränkt weiter Cholesterin, sodass der Cholesterinspiegel von Jahr zu Jahr steigt und Werte von 400 mg/dl bis 1000 mg/dl und darüber hinaus erreicht werden. Die Zellen bleiben aber infolge des Rezeptormangels Cholesterin-unterversorgt und verfallen daher frühzeitig krebsiger Entartung. Der ständig und extrem ansteigende Cholesterinspiegel im Blut führt zu diffusen und knotigen Ablagerungen zunächst in den Organen, die eine operative Entfernung oft erforderlich machen. Cholesterinablagerungen in den Gefäßen sind, ähnlich wie beim Kaninchenversuch, erst im Finalstadium zu beobachten, aber nicht in Form arteriosklerotischer Veränderungen, sondern als breitbandige, diffuse Auflagerungen, die sich meist leicht durch Aufbougieren oder Stenteinlagen beseitigen lassen. Diese Patienten sterben nach meinen Beobachtungen nicht durch Arteriosklerose, Herzinfarkte oder Schlaganfälle, sondern durch Funktionseinschränkung der Cholesterininfiltrierten Organe und ausgedehnter Krebsentwicklungen infolge der Unterversorgung der Zellen an Cholesterin.

Glücklicherweise werden von dieser angeborenen Erkrankung nur ca. 0,25 Prozent der Bevölkerung befallen und glücklicherweise ist auch das Ausmaß der

Eine Cholesterin-Unterversorgung begünstigt die Krebsentstehung.

Cholesterin-Ablagerungen in Gefäßen lassen sich meist leicht beseitigen.

Erkrankung und damit die Cholesterinerhöhung im Blut begrenzt, erreicht aber in allen Fällen Werte über 400 mg/dl, sodass die Abgrenzung zu gesunden Personen mit etwas höherem Cholesterinspiegel leicht zu treffen ist. Dies betone ich, um den Anti-Cholesterin-Fanatikern die Ausrede zu nehmen, sie hätten eine angeborene Hypercholesterinämie angenommen, als sie gesunde Personen bei etwas höherem Cholesterinspiegel mit Cholesterin senkenden Maßnahmen behandelten.

Auch bei angeborener Hypercholesterinämie sind Cholesterin senkende Medikamente sinnlos.

Man muss auch bedenken, dass Cholesterin senkende Medikamente bei dieser Erkrankung wenig Sinn ergeben, da damit die eigentliche Erkrankung, nämlich der Rezeptormangel der Zellen, weiter bestehen bleibt und lediglich ein Leberschaden ausgelöst wird, durch den man eine Minderung der Cholesterinproduktion erreicht. Auch dieser Gedanke der in allen Fällen ausgelösten Leberfunktionsschädigung durch Cholesterin senkende Präparate macht den Einsatz dieser Präparate gefährlich, zumal bisher noch nie mitgeteilt wurde, in welchem Ausmaß die Leberfunktionsschädigung zu erwarten ist und ob Funktionsschäden anderer Art auch auftreten. Mit einfachen Überprüfungen des Eiweiß-, Elektrolyt- und Hormonhaushaltes wäre eine Aussage möglich,

In Bezug auf Cholesterin lässt die Moral der Ärzte manches Mal zu wünschen übrig.

aber weltweit wird eine medikamentöse Cholesterin senkende Behandlung ohne jegliche Kontrolle der Auswirkungen auf den Stoffwechsel durchgeführt. Kaum zu glauben und ein berechtigter Kritikpunkt an dem moralischen Verhalten der betreffenden Ärzteschaft!

Zusammenfassung

Wie wir gehört haben, ist Cholesterin die Grundsubstanz des Stresshormons Cortisol, wodurch über die Freisetzung der energetischen Substanzen Glukose und Mineralien, vor allem des Kaliums, die geistigen und körperlichen Leistungen erbracht werden.

Der Zuckerstoffwechsel ist auf Cholesterin angewiesen.

Die Glukose ist die Grundsubstanz für die Aktivität des Lebens sowohl geistiger als auch körperlicher Art. Das Kalium hat eine ungeheuere Bedeutung für den Tonus und die Spannkraft der gesamten Muskulatur, so der des Skelettsystems, der Gefäße des Herzens und des Darms. Es reguliert und stabilisiert die Herz- und Kreislauffunktion.

Cholesterin ist die Grundsubstanz der Sexualhormone, die nicht nur für die vitalen Aktionen, sondern auch für den Eiweißaufbau in der Muskulatur und dem Skelettsystem verantwortlich sind.

Cholesterin ist schließlich die Grundsubstanz für alle Zellen des Körpers. Damit wird das Leben in allen Bereichen reguliert und stabilisiert. Es ist der Stoff, der die Lebensdauer und ordnungsmäßige Teilung der Zellen garantiert, wodurch es vor krebsiger Entartung schützt.

Warum verursacht jede Cholesterinsenkung eine Gesundheitsgefährdung?

Die durch eine Senkung bedingte Minderung des Stresshormons Cortisol führt über ein Absinken des Blutzuckers zu Muskelschwächen, Zittern und häufig tödlichem Koma.

Zu wenig Cortisol führt zur Unterzuckerung.

Das Absinken des Kaliums ist besonders gefährlich, da bereits ein geringes Absinken zu Blutdruckabfall und Minderung der Herzleistung führt. Ein Kaliumabsturz gehört zu den häufigen Todesursachen und ist bei Cholesterinsenkungen am meisten zu fürchten.

Da jede Zelle des Organismus fortlaufend zum Erhalt ihres Lebens und ihrer Funktionen Cholesterin benötigt, führt eine Cholesterinsenkung nicht nur zum Organversagen, sondern auch zu krebsigen Entartungen. Prof. Walli vom Universitätsklinikum München-Großhadern stellte fest, dass alle Krebserkrankten einen sehr niedrigen Cholesterinspiegel besäßen, also die Zellen unzureichend mit Cholesterin versorgt seien. Das Absinken der Sexualhormone hat eine Störung im Aufbau der Muskulatur und des Skelettsystems und dadurch schwerwiegende Folgen für die körperliche Leistungsfähigkeit, aber diese sind selten tödlicher Art. Das Absinken der Mineralokortikoide durch Cholesterinsenkung ist stets gefährlich, da der gesamte Stoffwechsel seine Steuerung verliert.

Durch Cholesterinsenkung wird der gesamte Stoffwechsel gestört.

KAPITEL 3

Cholesterin, Formen und Blutwerte

Formen des Cholesterins

Cholesterin ist im Blut nicht transportfähig, da es als Lipid (Fettkörper) wasserunlöslich ist. Transportfähig wird es nur durch eine Bindung an einen speziellen Eiweißkörper, ein Protein, wie bereits auf S. 22 f. besprochen wurde. Die Bindung von Cholesterin erfolgt durch das HDL-Protein und das LDL-Protein.

Das HDL-Lipoprotein nimmt das aus der Nahrung zugeführte Cholesterin sowie das von den Zellen abgestoßene Cholesterin auf. Inwieweit Cholesterinablagerungen in den Organen und in den Gefäßen (lediglich maximal ein Prozent in den Plaques) von dem HDL-Lipoprotein aufgenommen werden können, ist unklar, und die diesbezüglichen Aussagen sind bisher ohne jede wissenschaftliche Grundlage. Das mit Cholesterin beladene HDL-Lipoprotein wandert zur Leber und wird von der Leber aufgespalten, im Wesentlichen zur Bildung von Gallensäuren (über 80 Prozent) und zur Resynthetisierung von HDL-Protein und Cholesterin.

Das LDL-Lipoprotein, das sich aus dem in der Leber gebildeten VLDL-Lipoprotein entwickelt, nimmt

Lipoproteine transportieren das Cholesterin im Blut.

das von der Leber produzierte Cholesterin (über 80 Prozent) auf, um es den Billiarden Zellen des menschlichen Organismus zuzuführen. Die vielfache Verwendung des mit dem LDL-Lipoprotein transportierten Cholesterins, insbesondere zur Entwicklung der lebensentscheidenden Steroidhormone, habe ich bereits auf S. 54 f. beschrieben. Alle Zellen verfügen über einen spezifischen Rezeptor für das LDL-Lipoprotein, wodurch sie in der Lage sind, das LDL-Lipoprotein mit seiner Ladung an Cholesterin aufzunehmen und in das Zellinnere zu befördern. In dem Zellinneren wird das Cholesterin herausgelöst, das dringend für die Mitochondrien und somit für das Wachstum und die Funktionen der Zellen benötigt wird. Weiterhin wird das Cholesterin für die Zellwände benötigt, einerseits zu deren Abdichtung, andererseits zur Sicherstellung der vielfachen Funktionen der Zellwände. Der LDL-Lipoprotein-Cholesterin-Komplex, fälschlicherweise LDL-Cholesterin genannt, sorgt für die Sicherstellung aller Organfunktionen, für die Stabilisierung des geordneten Zellwachstums und mit großer Wahrscheinlichkeit, aber nicht sicher bewiesen, für die Verhütung krebsiger Entartungen.

Das LDL-Lipoprotein bringt Cholesterin zu den Zellen.

Viele Zellfunktionen benötigen Cholesterin.

Die unzureichende Erklärung der Bedeutung des HDL- und des LDL-Proteins, die auch bewusst nicht gegeben wird, hat die Vorstellung erweckt, dass zwei unterschiedliche Cholesterine vorlägen. Diese irreführende Meinung wird leider auch von vielen »Gesundheitszentralen« verbreitet, deren wissenschaftliche Kenntnisse nicht nur auf diesem Gebiet bedenkliche Lücken aufweisen und ihre Berechtigung infrage stellt, als Fachinstitutionen aufzutreten.

Es ist mir unverständlich, wie es der Margarineindustrie und der Cholesterin senkende Medikamente produzierenden Pharmaindustrie gelingen konnte, den bedeutungsvollen LDL-Cholesterin-Komplex als »böses« Cholesterin hinzustellen und weltweit die Bevölkerung irrezuführen. Es ist für mich auch unbegreiflich, dass eine so große Zahl der Ärzteschaft diese unsinnige Behauptung einer schädlichen Wirkung des LDL-Cholesterin-Komplexes ohne sachliche Überprüfung und ohne Beachtung der wissenschaftlichen Fakten übernommen hat. Hierbei spielt neben dem erstaunlichen Wissensmangel das geschäftsorientierte Denken eine gewisse Rolle, denn mit der falschen Behauptung, dass jeder Erwachsene mit einem Cholesterinspiegel über 200 mg/dl als krank und behandlungsbedürftig anzusehen ist, wird praktisch die gesamte erwachsene Bevölkerung der Welt als krank und behandlungsbedürftig bezeichnet und zu Dauerpatienten erklärt. Es sei daher nochmals betont, dass fast die gesamte erwachsene Bevölkerung (80–90 Prozent) einen durchschnittlichen Cholesterinwert von 250 mg/dl aufweist und Werte bis zu 350 mg/dl für eine beachtliche Vitalität sprechen und positiv zu beurteilen sind.

Der LDL-Cholesterin-Komplex ist nicht »böse«.

Blutwerte des Cholesterins

Im Blut wird der Gesamtgehalt an Cholesterin, bestehend aus dem LDL-Komplex und dem HDL-Komplex gemessen. Der Anteil des LDL-Komplexes im Vergleich zum HDL-Komplex beträgt etwa 75 zu 25 Prozent. Der Gesamtwert des Cholesterins für Er-

Das Verhältnis LDL- zu HDL-Komplex im Blut beträgt 3:1.

wachsene liegt weltweit im Durchschnitt bei 250 mg/dl, bei größeren körperlichen Belastungen durch die damit verbundene Mehrproduktion des cholesterinabhängigen Stresshormons Cortisol höher, etwa zwischen 300 bis 350 mg/dl, bisweilen bis knapp an 400 mg/dl heranreichend. Den Normalwert mit 200 mg/dl und darunter anzugeben, wie es die geschäftstüchtige Industrie betreibt, bedeutet, dass fast die gesamte erwachsene Bevölkerung als krank und behandlungsbedürftig bezeichnet wird. Unfassbar, dass ein derartiger Menschen vernichtender Unsinn von einer so großen Anzahl von Ärzten kritiklos akzeptiert wird.

Bei Belastung kann der Cholesterinspiegel auf bis zu 400 mg/dl ansteigen.

Bei der deutschen Bevölkerung wurden folgende Cholesterinwerte festgestellt, deren Beurteilung bezüglich oberem Grenzwert und Kontrollindikation ich mich anschließe:

Alter	Mittelwert	Oberer Grenzwert	Kontroll-indikation
10–19	175 mg/dl	230 mg/dl	ca. ab 300 mg/dl
25–29	198 mg/dl	270 mg/dl	ca. ab 350 mg/dl
40–59	250 mg/dl	350 mg/dl	ca. ab 400 mg/dl
65–85	leicht abnehmend	330 mg/dl	ca. ab 400 mg/dl

Der Cholesterinspiegel ist auch altersabhängig.

Mit dem Wort »Kontrollindikation« soll auf die Notwendigkeit hingewiesen werden, die Ursache hoher Cholesterinwerte zu ergründen.

Übrigens: Bei den Cholesterinbestimmungen wird leider ausnahmslos übersehen, dass der Cholesterinspiegel starken Schwankungen unterliegt. Das wollen wir im nächsten Kapitel genauer beleuchten.

KAPITEL 4

Die Schwankungen des Cholesterinspiegels

Es ist unverständlich, dass die so bedeutungsvollen täglichen, teils erheblichen Schwankungen des Cholesterinspiegels keine Beachtung finden. Dies lässt sich nur dadurch erklären, dass offensichtlich den anti-Cholesterin-fanatischen Statistikern die diesbezüglichen Grundkenntnisse fehlen ... oder dass sie diese bewusst ignorieren.

Die Schwankungen des Cholesterins sind bedingt durch den wechselnden Bedarf an den Hormonen, die von Cholesterin gebildet werden. Das Stresshormon Cortisol ist hierfür ein leicht verständliches Beispiel. Cortisol wird als Stresshormon ständig in unterschiedlicher Menge benötigt – in Abhängigkeit vom Umfang unserer geistigen und körperlichen Belastungen. Bei starken körperlichen Belastungen erreicht der Bedarf das Doppelte bis Zehnfache des Ausgangswertes und entsprechend hoch ist der Bedarf an Cholesterin, aus dem sich Cortisol bildet. Die Schwankungen der Cholesterinproduktion richten sich also nach der Größenordnung unserer Aktivitäten, sodass eine einzelne Messung des Cholesterinspiegels weder Sinn macht noch Auskunft über den Durchschnittswert des Cholesterins gibt. Bei den

Der Hormonbedarf diktiert die Cholesterinproduktion.

vorgelegten Statistiken, deren Untersuchungen sich über Jahre erstrecken, geht man von Cholesterinwerten aus, die entweder nur einmal zu Beginn und am Ende der Untersuchung ermittelt wurden oder einmal pro Jahr überprüft wurden oder bestenfalls auf einigen wenigen Cholesterinuntersuchungen pro Jahr beruhen. Bei derart mangelhafter Kontrolle ist jede Aussage der Statistiken unbrauchbar und öffnet Manipulationen und Irreführungen Tür und Tor.

Sporadische Cholesterinmessungen sagen gar nichts aus.

Außerdem ist zu berücksichtigen, dass mit zunehmendem Alter der Cholesterinspiegel steigt, um erst beim älteren Menschen, etwa ab dem 60. Lebensjahr, langsam wieder abzufallen. Körperliche Aktivität, Stress geistiger und körperlicher Art, ebenso Erkrankungen jeder Art steigern den Cholesterinspiegel. Hungern, Leberzirrhose, chronisch-zehrende Erkrankungen senken den Cholesterinspiegel. Bei Krebskranken fand Professor Walli vom Biochemischen Institut des Klinikums Großhadern der LMU München ausnahmslos einen niedrigen Cholesterinspiegel vor, wiederum ein Hinweis, dass die Zellen für ihre Funktion und geordnete Teilungsmöglichkeiten einer ausreichenden Menge an Cholesterin bedürfen und eine Senkung krebsauslösend sein kann.

Krebs-Patienten haben durchweg niedrige Cholesterinwerte.

Schwankungen des Cholesterinspiegels durch Nahrungszufuhr sind, wie schon erwähnt, geringfügig und werden innerhalb von zehn bis zwölf Stunden von der Leber durch entsprechende Reduktion oder Steigerung der Cholesterinsynthese ausgeglichen. Durch starke Zufuhr kann man den Cholesterinspiegel um maximal fünf Prozent vorübergehend steigern. Etwa gleich groß ist das Absinken des Cholesterinspiegels bei Nahrungskarenz, es sei denn, man verordnete eine gesundheitsgefährdende Hungerdiät auf längere Zeit, wodurch allerdings die Leistungsfähigkeit aller Organe herabgesetzt wird, sodass auch die Leber ihre Ausgleichsfunktion in Bezug auf Cholesterin nicht mehr erfüllen kann.

Essen beeinflusst den Cholesterinspiegel nur minimal.

Für den Cholesterinspiegel spielt also der Cholesteringehalt der Nahrungsmittel keine Rolle. Erstens kann ja durch die Ernährung der Cholesteringehalt weder gehoben noch gesenkt werden und zweitens ist der kurzfristige Einfluss von ca. zwei Prozent praktisch ohne Bedeutung. Für die Stabilisierung unseres Stoffwechsels dagegen spielt die Ernährung eine wichtige Rolle. Wie wir wissen, lösen die geistigen und körperlichen Belastungen einen Stress unterschiedlicher Größe aus, durch den die Energie liefernden Substanzen wie Glukose und Kalium von dem Stresshormon über die Eiweißdepots und die Zellen mobilisiert werden. Unsere Nahrung sollte daher stets auf eine Stabilisierung der Eiweiß- und Kaliumdepots ausgerichtet sein.

Gesunde Ernährung ist wichtig für den Stoffwechsel.

Für die Stabilisierung der Eiweißdepots eignen sich am besten Fleisch, Fisch und Eier, für das Kaliumdepot sind in erster Linie Obst und Salate wertvolle Nahrungsmittel. Die Salate sollten mit reichlich Oliven- oder Weizenkeimöl angemacht werden, da hier der hohe Vitamin-E-Gehalt wesentlich zur Stabilisierung des Zellsystems beiträgt. Zusätzlich ist die tägliche Zufuhr von Milch oder Milchprodukten, z. B. Joghurt, wegen des Mineral- und Calciumgehaltes eine Notwendigkeit. Diese Grundernährung – Fleisch, Obst und Milchprodukte – ist geradezu eine Pflicht, um sich vor Ernährungsmangelerkrankungen zu schützen.

KAPITEL 5

Cholesterin und die irreführenden Statistiken

Die Fehldarstellung durch Statistiken

Folgende Kritikpunkte bezüglich der Beurteilung der Bedeutung von Cholesterin in verschiedenen Statistiken möchte ich hier noch einmal zusammenfassen:
a) Die angeführten Statistiken sind von der Industrie in Auftrag gegeben und entsprechend manipuliert.
b) Den Statistiken fehlt jede wissenschaftliche Grundlage.
c) Der Normalwert des Cholesterins wird in den Statistiken viel zu niedrig angegeben, wodurch 80 Prozent der erwachsenen Bevölkerung für krank erklärt werden.

Welcher Cholesterinwert ist normal?

d) Die Statistiken werden so lange »gebogen«, bis sie den Wunschvorstellungen der zahlenden Industrie entsprechen.
e) Die Statistiken enthalten nicht eine einzige Untersuchung über die Veränderung der von Cholesterin gesteuerten Eiweiß-, Kohlenhydrat-, Hormon- und Elektrolytverhältnisse während der Medikation mit Cholesterin senkenden Medikamenten.
f) Die Statistiken berücksichtigen nicht eine einzige der zahlreichen möglichen Ursachen für die Entste-

Arteriosklerose wird nicht durch einen hohen Cholesterinspiegel verursacht.

hung von Arteriosklerose, wie Genetik, Nikotin, Bluthochdruck, Diabetes, Gicht, Dauerstress, Eiweiß- und Vitamin-Verarmung; stattdessen werden angeblich zu hohe Cholesterinwerte dafür verantwortlich gemacht.

g) Die Aussagen der Statistiken wurden von den auf den Seiten 80 ff. ausführlich zitierten Ernährungswissenschaftlern ausnahmslos als »industriell gesteuerter, propagandistischer Unsinn« bezeichnet.

Es sind die Statistiken, mittels derer die Anti-Cholesterin-Kampagne von der Pharma- und Margarineindustrie betrieben wird. Die Professoren Skrabanek, Apfelbaum, Immich, Holtmeier und viele andere kompetente Wissenschaftler warnen vor diesen Statistiken, die, wie sie sagen, »so lange gebogen wurden, bis sie den Wunschvorstellungen der zahlenden Industrie entsprachen«.

Obwohl Cholesterin mit der Entwicklung einer Arteriosklerose, eines Herzinfarktes oder eines Schlaganfalls nichts zu tun hat und die Lipid-Theorie von allen Fachwissenschaftlern als »untauglich und unsinnig« bezeichnet wird, versucht die Margarine- und Cholesterin senkende Medikamente produzierende Industrie weiterhin, das Cholesterin als Hauptursache für die Arteriosklerose und Folgeerkrankungen hinzustellen. Zu diesem Zweck lässt sie mit Millionenbeträgen Statistiken erstellen, mit denen sie die Publikation der wissenschaftlichen Fakten zu unterdrücken versucht, wobei die Medien, leider auch ein Teil kritikloser Ärzte ihr erheblich behilflich sind. Bei den von der »Anti-Cholesterin-Mafia« gesponserten Tagungen oder den Tagungen zur Verleihung des von der Margarineindustrie für ihre Zwecke ge-

Millionen werden für gefälschte Statistiken ausgegeben.

stifteten »Heinrich-Wieland-Preises« – übrigens ein gewaltiger Missbrauch des Namens eines berühmten Wissenschaftlers –, werden kontroverse Diskussionen blockiert oder verboten, wie ich es selbst in den letzten drei Jahren auf vier derartigen Veranstaltungen in München erlebt habe.

Kontroverse Diskussionen zum Thema werden unterdrückt.

Eine dieser abwegigen Statistiken, die sich »Präventions-Studie« nennt, möchte ich erwähnen, da sie viel Unheil angerichtet hat und trotz ihrer Oberflächlichkeit und der Unsinnigkeit der durch sie angeblich bewiesenen Behauptungen lautstark und kritiklos von allen Anti-Cholesterin-Fanatikern als die »Beweisführung des Jahrhunderts« gepriesen wird. Es handelt sich um die 4-S-Studie (Skandinavien-Simvastatin-Studie, s. S. 10 f.), die das von der amerikanischen Firma Merck Sharp & Dohme produzierte Cholesterin senkende Medikament propagiert. Diese Studie wurde von obiger Firma ins Leben gerufen, organisiert, bezahlt und in eigenen Labors überwacht, wodurch wohl klar sein dürfte, dass vorgeschriebene Wunschvorstellungen zu erfüllen waren. In diesem Sinne ist auch die »Studie« gelaufen.

Als Operateur von über 1000 Erkrankten mit arteriosklerotischen Gefäßverschlüssen habe ich in keinem einzigen Fall in den die Gefäße verschließenden Innenwandzellwucherungen und narbigen Prozessen nennenswerte Cholesterinablagerungen gesehen. Mit den Anatomen Stehbens und Kaltenbach u.a. bin ich der Meinung, dass Cholesterinablagerungen in arteriosklerotischen Gefäßwandveränderungen maximal ein Prozent betragen und für die Entwicklung arteriosklerotischer Veränderungen nicht herangezogen werden können.

Arteriosklerotische Plaques sind praktisch cholesterinfrei.

Die Herzinfarkt-Todesrate hat sich nicht durch Cholesterinsenkung verringert, sondern durch bessere chirurgische Therapien.

Wenn von mancher Seite angeführt wird, dass die auf einen Herzinfarkt zurückzuführenden Todesfälle in den Industrieländern zurückgegangen seien, so ist das zutreffend, hat aber mit einer Medikation mit Cholesterin senkenden Mitteln nichts zu tun. Der Rückgang der Todesfälle bei Herzinfarkt beruht auf den chirurgischen Möglichkeiten der Heilung durch Aufbougieren, Stenteinlage etc., wodurch in Deutschland im Jahre 1999 von 175 000 Herzinfarkt-Erkrankten über 100 000 gerettet werden konnten.

Auf die anerkannten Ursachen der Arteriosklerose werde ich im Kapitel 6 eingehen. Zuvor sollen die Wissenschaftler mit ihrer Wertung des Cholesterins und ihrer Kritik der Statistiken zu Wort kommen.

Aussagen von Wissenschaftlern zu Wertung und Darstellung der Statistiken

Zur Frage der Wertung des Cholesterins und der Bewertung der Statistiken sollen die Aussagen folgender Wissenschaftler zitiert werden:

Namhafte Wissenschaftler warnen davor, das Cholesterin zu verteufeln.

Professor Dr. M. Apfelbaum, Universität Paris; Professor Dr. M. Berger, Universität Düsseldorf, Abteilung Stoffwechsel und Ernährung; Professor Dr. D. Borgers, Wissenschaftszentrum für Sozialforschung, Medizin, Epidemiologie, Berlin; Dr. G. Glaeske, Sprecher des Verbandes der Angestelltenkrankenkassen; Professor Dr. W. Hartenbach, Universität München und Mainz; Professor Dr.

J. Holtmeier, Universität Freiburg; Professor Dr. H. Immich, St. Peter-Ording (Fachmann für die Bewertung von Statistiken); Professor Dr. M. Kaltenbach, Universität Frankfurt am Main; Professor Dr. T. B. Newman, Universität San Francisco; Professor Dr. P. Skrabanek, Universität Dublin; Professor Dr. Dr. W. E. Stehbens, Universität Wellington, Neuseeland; Dr. med. oec. troph. N. Worm, München.

Übereinstimmende Aussagen der Fachwissenschaftler

- Cholesterin-Normalwert (Durchschnittswert) des Erwachsenen: 250 mg/dl und nicht 200 mg/dl.
- Ursachen der Arteriosklerose: Erbanlage, Nikotin, Bluthochdruck, Diabetes, Gicht, Dauerstress.
- Arteriosklerose ist eine bindegewebig-zelluläre Verhärtung der Gefäßwand. Die Cholesterineinlagerung beträgt maximal ein Prozent.
- Cholesterin hat keinen Einfluss auf die Entwicklung einer Arteriosklerose und eines Herzinfarkts.
- Cholesterin als Ursache der Arteriosklerose im Tierexperiment gescheitert.
- Die Leber bildet und steuert Cholesterin. Steigerung oder Senkung des Cholesterinspiegels durch Nahrung nur kurzfristig und maximal um fünf Prozent möglich.
- Urteil über Anti-Cholesterin-Statistiken: Unwissenschaftlich, gebogen, trickreich, verschleiert, unwahr, industriell gesteuert, mit über 100 Millionen Dollar pro Statistik bezahlt und entsprechend manipuliert.

Außerdem möchte ich noch einmal unterstreichen, dass ich die experimentell ausgerichtete Schulmedizin vertrete und dass nach meiner Auffassung die Epi-

Arteriosklerose entsteht durch Rauchen, Bluthochdruck, Diabetes, Gicht und Dauerstress.

Die Leber entscheidet, wie viel Cholesterin sie produziert.

demiologie (die Statistik) keine wissenschaftliche Disziplin darstellt. Ihre Aufgabe sehe ich darin, der Wissenschaft Anregungen zur Überprüfung gemachter Beobachtungen zu geben und nicht Beobachtungen als endgültige Erkenntnis hinzustellen.

Die Gegenüberstellung von ernst zu nehmender Wissenschaft und der Pseudowissenschaft der Statistiker soll mit einer Übersicht der Arbeiten genannter Wissenschaftler unter Skizzierung ihrer Aussagen vorgenommen werden.

Aussagen von Professor Dr. M. Apfelbaum, Paris

Der führende Ernährungsfachmann in Frankreich, Professor Apfelbaum, prägte den Satz: Wer keine angeborene Cholesterinkrankheit hat, sollte sich nicht um seinen Cholesterinspiegel kümmern, da jede Senkung des Gesamtcholesterins schädlich ist.

Wenn ein Mädchen in Frankreich zum Gynäkologen geht, um sich die Pille verschreiben zu lassen, wird, so Apfelbaum, zunächst einmal der Cholesterinspiegel gemessen. Das ist schon deswegen absurd, da bei fast 20 Millionen französischer Frauen im Alter bis 55 Jahren lediglich 300 Fälle von koronarer Herzkrankheit vorkommen, also eine zu vernachlässigende Zahl.

In Frankreich sterben trotz höherer Cholesterinwerte weniger Menschen an koronarer Herzkrankheit.

Weiterhin macht Professor Apfelbaum darauf aufmerksam, dass die Todesfälle durch koronare Herzkrankheit in Frankreich drei Mal niedriger sind als in den USA und Großbritannien, obwohl die Serumcholesterinwerte in den genannten Ländern in etwa gleich hoch sind, in Frankreich sogar etwas höher.

In Belfast sterben jährlich mehr als vier Mal so viele

Menschen an koronarer Herzkrankheit als in Toulouse, ohne dass plausible Gründe vorliegen.

Bei den Japanern nimmt von Jahr zu Jahr die Aufnahme von gesättigten Fettsäuren und Cholesterin zu, aber die Sterblichkeit an koronarer Herzkrankheit nimmt nicht entsprechend zu, sondern sie vermindert sich im Gegenteil erheblich.

In den USA beziffert sich das Geschäft mit der fantasievollen »Cholesterin-Hypothese« auf 40 Milliarden Dollar jährlich.

Mit Lipidsenkern werden Milliarden verdient.

Auch Professor Apfelbaum betont, dass die Cholesterinaufnahme durch die Nahrung keinen Einfluss auf den Cholesterinspiegel hat und ein gut funktionierender Regulationsmechanismus dafür sorgt, dass eine überhöhte Cholesterinaufnahme innerhalb von zwei Tagen zu einer entsprechenden Reduzierung der Eigensynthese in der Leber führt; umgekehrt wird die Eigensynthese bei geringer Cholesterinaufnahme innerhalb von vier bis fünf Tagen bis zum Ausgleich angekurbelt. Diese Beobachtung machten alle Wissenschaftler und fügen häufig hinzu, dass es gleichgültig sei, ob man drei Eier oder ein Ei pro Tag verzehre. Dies kann ich bestätigen, da nach meinen umfangreichen Unterlagen (s. Literatur, »Verbrennungsfibel«) der Verzehr von Eiern keinen Einfluss auf den Cholesterinspiegel, weder bei Frauen noch bei Männern, erkennen lässt – dafür gehört das Ei zu den nährstoff-, mineralstoff- und vitaminreichsten Nahrungsmitteln überhaupt.

Für den Cholesterinspiegel ist es unerheblich, wie viele Eier wir essen.

Aussagen von Professor Dr. M. Berger, Düsseldorf

Berger kritisiert scharf das unwissenschaftliche Vorgehen der Statistiker. Er macht ihnen zum Vorwurf, dass sie mit einer Schlagworthypothese ein Blendwerk betrieben, zum Beispiel mit folgenden Behauptungen:

• Nahrungscholesterin erhöhe Blutcholesterin.

• Das erhöhte Blutcholesterin verursache koronare Herzkrankheiten.

• Senkung des Blutcholesterins verhindere koronare Herzkrankheiten.

Senkung des Cholesterinspiegels auf unter 200 mg/dl ist gefährlich.

Zu dieser jeder wissenschaftlichen Grundlage entbehrenden und volksverdummenden Hypothese der Epidemiologen kann man nur betonen, dass mit einer Überprüfung »des Sinns, des wissenschaftlichen Werts und der Gefährlichkeit« derartiger Veröffentlichungen die Ärzteschaft wahrheitsgemäß aufgeklärt werden müsste. Die Aufforderung der »Europäischen Arteriosklerosegesellschaft« an die Ärzteschaft, den Cholesterinspiegel der gesamten Bevölkerung unter 200 mg/dl zu senken, sei unverantwortlich und gefährlich.

Fast alle Erwachsenen werden für krank erklärt.

Als er diese unsinnige Aufforderung der Europäischen Arteriosklerosegesellschaft gelesen habe, sei ihm als Erstes der Gedanke gekommen, dass damit von einem Moment auf den anderen die ganze Bevölkerung, mindestens aber 85 Prozent aller Menschen, die älter als 40 Jahre sind, zu seinen Patienten geworden seien. Zusammenfassend lautet seine Meinung:

80 bis 90 Prozent aller Frauen und Männer über dem 40. Lebensjahr haben Cholesterinwerte deutlich über 200 mg/dl (Durchschnittswert rund 250 mg/dl), wie von allen seriösen Wissenschaftlern belegt. Würde man ein Absenken der Cholesterinwerte auf 200 mg/dl und darunter verlangen, so wäre damit prak-

tisch die gesamte erwachsene Bevölkerung dieser Fehlbehandlung ausgesetzt. Diese Therapie ist nicht nur nutzlos, sondern erheblich gesundheitsgefährdend. Eine Aufklärung der Ärzte ist dringend erforderlich.

Aussagen von Professor Dr. Dieter Borgers, Berlin

In Borgers' Arbeiten finden wir eine umfassende Charakterisierung der »Täuschungsmanöver« der Anti-Cholesterin-Liga, deren wesentliche Betreiber in der amerikanischen Pharmaindustrie zu suchen sind. Borgers beschreibt die Unwahrheiten der mit Millionenbeträgen organisierten Statistiken, mit denen die Welt überflutet wird und deren Primitivität Borgers zu der Bemerkung veranlasst: »Die Sachlage wirft die Frage auf, wie es kommt, dass der lückenhafte und dürftige Wissensstand zur Cholesterin-Hypothese in den USA als hinreichende Basis angesehen wird, während seriös und wissenschaftlich erarbeitete Hypothesen keinen Zugang auf die präventionspolitische Agenda finden. So hat sich durch eine irreführende, geschäftsorientierte Propaganda eine die gesamte Gesellschaft und die praktische Medizin durchdringende ›Cholesterinwelt‹ entwickelt«. Erschüttert wendet sich Borgers gegen den Wahn, eine Bestimmung des Cholesterinspiegels im Blut bei allen erwachsenen Menschen in Deutschland durch gesetzlich festgelegte Tests zu fordern.

Ebenso erschüttert schildert er die propagandistische Fehlwertung des Cholesterinspiegels, durch die fast die gesamte erwachsene Bevölkerung (über 80 Prozent) als »Ernährungskranke« bezeichnet wer-

Amerikanische Pharmakonzerne federführend bei der Anti-Cholesterin-Kampagne

Die Cholesterin-Hypothese durchdringt die gesamte praktische Medizin.

den, die lebenslanger medizinischer Überwachung bedürften.

Die gesamte propagandistische, geschäftsorientierte Wahnidee wird mit allen Einzelheiten von Borgers vorgeführt, und man fragt sich, wann sich der juristische Sektor einschalten wird, denn, etwas vereinfacht ausgedrückt, bedeutet das Resultat der geforderten allgemeinen Cholesterinsenkung die bewusst herbeigeführte, ernsthafte und chronische Gesundheitsstörung des Menschen.

Cholesterin-senkung für alle bedeutet das bewusste Krankmachen der Bevölkerung.

Aussagen von Dr. G. Glaeske

Erwähnenswert ist sein Vortrag auf dem 12. Weltkongress der Kardiologen in Berlin 1994, in dem er unter anderem erklärte, dass statistisch keine Minderung der Herzinfarkte durch Lipidsenker zu erkennen sei. Die Behauptung, durch Lipidsenker (Cholesterin senkende Medikamente) Herzinfarkte vermeiden zu können, sei »ziemlicher Unsinn«. Glaeske wies auf die gefährliche Irreführung und Verunsicherung der Bevölkerung durch die Fehldarstellung des Cholesterinwertes hin.

Lipidsenker verringern die Herzinfarktrate nicht.

Aussagen von Professor Dr. Walter Hartenbach, München, Mainz

Hier möchte ich noch mal kurz meine Arbeiten zum Thema Cholesterin zusammenfasen:

Der Autor hat in 30 Jahren Forschungsarbeit in eigenen Labors unter anderem den Eiweiß-, Hormon- und Elektrolythaushalt an über 6000 Patienten überprüft, also die Stoffwechselsubstanzen, die sich aus Cholesterin entwickeln oder in enger Zusammenarbeit mit Cholesterin stehen. Hierbei konnte er nach-

weisen, dass Cortisol das bedeutungsvollste Stresshormon darstellt und seine Entwicklung aus Cholesterin die lebenssteuernde und lebenserhaltende Eigenschaft des Cholesterins hervorhebt. Auch konnte
er an über 1000 von ihm operierten Patienten mit
Gefäßerkrankungen beweisen, dass Cholesterin nicht
in einem Zusammenhang mit der Entwicklung einer
Arteriosklerose oder eines Herzinfarkts gebracht
werden kann und arteriosklerotische Plaques nicht
aus Cholesterinauflagerungen bestehen, sondern
dass die Cholesterineinlagerungen maximal ein Prozent betragen.

Das Cholesterin steuert und erhält unser Leben.

Aussagen von Professor Dr. J. Holtmeier, Freiburg
Prof. Holtmeier verdanken wir umfassende Arbeiten
über die Wertigkeit des Cholesterins, z. B. von 1986–
2002: »Diät bei Übergewicht und gesunde Ernährung«, »Cholesterin, eine Legende vergeht«, »Cholesterin und Koronartod«, »Cholesterin. Zur Physiologie,
Pathophysiologie und Klinik«, »Gesunde Ernährung
von Kindern und Jugendlichen unter Berücksichtigung des Cholesterinstoffwechsels«, »Die Therapieerfolge von CSE-Hemmern haben mit Cholesterin
nichts zu tun«, »Ernährung des alternden Menschen«,
»Ernährung und Diät, das komplette Wissen«.
Die von Holtmeier durchgeführten umfangreichen
Messungen ergaben – wie bei allen wissenschaftlich
seriösen Autoren – einen Cholesterinspiegel des Erwachsenen von ca. 250 mg/dl (Durchschnittswert).
Schwankungen geben die persönlichen Varianten an,
die durch vielerlei Belastungen bedingt sind und bei
allen Personen berücksichtigt werden müssen.
Nach Holtmeier hat Cholesterin nachweislich kei-

Wie kann eine lebenswichtige Substanz eine Krankheit aus-lösen?

In Tierversuchen wurden Kaninchen mit Cholesterin vergiftet.

nen Einfluss auf die Entwicklung einer Arteriosklerose oder eines Herzinfarktes. Bei den von der »Anti-Cholesterin-Mafia« hier ins Feld geführten Tierversuchen weist Holtmeier darauf hin, dass die überprüften Tiere, ausnahmslos Pflanzenfresser, buchstäblich mit Cholesterin vergiftet wurden. Das immer wieder vorgeführte Kaninchen hat zum Beispiel normalerweise einen Cholesterinwert von 45 mg/dl und wird so lange mit Cholesterin überfüttert, bis sein Cholesterinspiegel ca. 1200 mg/dl beträgt. Das entspräche einem Cholesterinspiegel des Menschen von ca. 7000 mg/dl, Werte, die selbst bei der schwersten Form einer angeborenen Hypercholesterinämie des Menschen nie angetroffen werden und die sofort eine tödliche Insuffizienz aller Organfunktionen wegen übermäßiger Cholesterinablagerungen zur Folge hätten. Interessant ist auch, dass beim Kaninchen durch die Cholesterinerhöhung zunächst eine Cholesterinablagerung in den Organen zu sehen ist. Erst wenn die extreme Cholesterinerhöhung zur Cholesterininfiltration aller Organe geführt hatte, waren auch im Finalstadium die Gefäßwände beteiligt. Diese Art der Cholesterinablagerung hat aber mit der menschlichen Arteriosklerose nicht das Geringste zu tun, weder in der Entwicklung noch im histologischen Befund. Die menschliche Arteriosklerose besteht aus zelligen Innenwandwucherungen mit bindegewebigen Verdickungen, wobei Cholesterinablagerungen maximal ein Prozent betragen.

Zu viel Cholesterin lagert sich zunächst in Organen ab, nicht in Gefäßen.

Holtmeier weist auch darauf hin, dass die Ernährung durch die Eigenregulation der Cholesterinsynthese ohne Einfluss auf den Cholesterinspiegel ist. Die Statistiken, die dem Cholesterin eine Bedeutung bei der Entwicklung der Arteriosklerose oder eines Herzinfarktes zusprechen wollen, seien, so Holtmeier, manipuliert, und er verurteilt scharf das hieraus erkennbare »Geschäft mit der Gesundheit der Bevölkerung«.

Aussagen von Professor Dr. H. Immich, St. Peter-Ording

Professor Immich analysiert akribisch die Statistiken über die Wertigkeit des Cholesterins und Koronarsklerose (Verkalkung der den Herzmuskel versorgenden Blutgefäße des Herzens), deren Ergebnisse in den wichtigsten Aussagen nachfolgend skizziert werden.

Die vom US-Kongress 1950 etablierte U. D.-Framingham-Studie sollte beweisen, dass erhöhtes Cholesterin die Entwicklung einer Koronarsklerose fördert. Die mitgeteilten Werte der Jahre 1952, 1954, 1956 und 1958 zeigten bereits unterschiedliche Bewertung der Grenzwerte, 1964 das Verschweigen der Daten von rund 5000 Probanden (Testpersonen). 1969 stellte der amerikanische Präsident Nixon die Finanzierung der Framingham-Studie ein. Professor Immich gelang es 1987 die Originaldaten der Studie einzusehen. Die Cholesterinmittelwerte für Koronarsklerose waren einmal knapp höher als die der Gesunden und bei anderen Gruppen mit 235 mg/dl (Kranke) gegenüber 242 mg/dl (Gesunde) sogar wesentlich niedriger als die der Gesunden. In fünf von sieben der untersuchten Männergruppen und in allen sieben Frauengruppen überlappten sich die Cholesterinwerte der Probanden mit Koronarsklerose und der Gesunden. Immich bemerkt dazu: »Die Fra-

Cholesterinwerte von Personen mit und ohne Koronarsklerose sind gleich.

89

mingham-Doktrin findet also in den Originaldaten keine Stütze. Ein überhöhter Cholesterinspiegel erhöht die Inzidenz der Koronarsklerose nicht!!!«

Die Betreiber der Framingham-Studie haben bereits 1960 gewusst, empört sich Professor Immich, dass bei Frauen kein Zusammenhang zwischen Cholesterin und Koronarsklerose nachzuweisen war, dennoch haben sie diese Tatsache (bewusst) verschwiegen und den Frauen dadurch überflüssigen Kummer und viel Leid bereitet.

Für das Cholesterin sprechende Fakten wurden bewusst verschwiegen.

Bei der Durchführung von 60 Diätstudien stellt Immich fest, dass bei allen Studien nichts herausgekommen sei. Eine Diät beeinflusse weder den Cholesterinspiegel noch die Inzidenz der Koronarsklerose.

Als Nächstes berichtet Immich über die Clofibrat-Studie. Clofibrat ist ein Cholesterin senkendes Medikament. Da die Gesamtmortalität und die Krebssterblichkeit nach Einnahme dieses Medikamentes deutlich stiegen, wurde sie nach vier Jahren abgebrochen und die Verwendung von Clofibrat verboten.

Manche Studie ist von vornherein unwissenschaftlich angelegt.

Von den Cholesterinsenker-Studien, die Immich als unseriös brandmarkt, erwähnt er besonders die wiederholt zitierte skandinavische Simvastatin-(4-S-)Studie, die bereits in der Anlage unwissenschaftlich sei, weil die Patienten zum großen Teil nicht randomisiert waren (d. h. nicht nach dem reinen Zufallsprinzip ausgewählt) und es deshalb auch eine wissenschaftliche Aussage nicht geben könne.

Ähnlich scharf kritisiert Immich die WOS-Studie, die durch »trickreiche Kurven« wesentliche Befunde verschleiere.

Immich schließt seine Überprüfungen mit den Worten:

»Die Manifestation der Koronarsklerose ist genetisch determiniert. Erhöhte Cholesterinwerte sind keine Ursache der Koronarsklerose. Daher sind Interventionen nutzlos!«

Die Koronarsklerose ist erblich bedingt.

Aussagen von Professor Dr. M. Kaltenbach, Frankfurt

Professor Kaltenbach ist Kardiologe und vertritt dieselben Anschauungen über die Entwicklung einer Arteriosklerose und eines Herzinfarktes, wie alle in diesem Kapitel angeführten Wissenschaftler.

Nach Professor Kaltenbach bestehen die Gefäßveränderungen einer Arteriosklerose aus proliferierenden, fibromuskulären Gefäßwandzellen mit überschießenden Gefäßwandverdickungen. Der Fettanteil in den Veränderungen beträgt maximal fünf Prozent und der Anteil an Cholesterin nicht einmal ein Prozent. Die Vorstellung der Arteriosklerose als einer Cholesterinablagerungskrankheit sei als überholt anzusehen (eine sehr diskrete Aussage).

Arteriosklerotische Ablagerungen bestehen aus Gefäßwandzellen.

Mit seinen experimentellen Untersuchungen an Tieren kommt er zu demselben Ergebnis wie Holtmeier und Stehbens. Erst mit einer toxischen Cholesterinüberfütterung der Tiere von 45 mg/dl (Kaninchen) auf 1200 mg/dl kam es zu einer Lipoidose sämtlicher Organe und erst anschließend auch zu einer Cholesterinablagerung in den Gefäßwänden, aber über alle Gefäßabschnitte verteilt und nicht begrenzt wie bei der Arteriosklerose. Kaltenbach schließt seine Betrachtungen:

»Cholesterin kann nicht die Vorbedingung für die Entwicklung einer Arteriosklerose sein.«

91

Bei der Untersuchung der epidemiologischen Daten (Statistiken) fand auch Kaltenbach keine brauchbaren Anhaltspunkte für die Einwirkung des Cholesterins auf die Entwicklung der Arteriosklerose und des Herzinfarkts. Selbst die neueste, von bestimmten Epidemiologen und wissenschaftlich unzureichend ausgebildeten Ärzten so sehr hervorgehobene 4-S-Studie über die angeblich positive Wirkung des Cholesterin senkenden Medikamentes Simvastatin weise hin auf die geringe Bedeutung der als angeblich wissenschaftlich bewiesenen Steigerung der »Überlebenswahrscheinlichkeit« von 97,9 auf 98,5 Prozent durch die Einnahme des Medikaments. Ein derartiges Ergebnis sei praktisch unbedeutend und die Aussagen überprüfungsbedürftig. Bedenklicherweise kommt hinzu, dass diese teure Studie von der amerikanischen Firma Merck Sharp & Dohme finanziert und in ihren eigenen Labors gesteuert wurde, und die klinische Überwachung sowie die Festlegung der Todesursache zum großen Teil von Angehörigen der Patienten, von Schwestern, Pflegern und kardiologisch ungeschulten Ärzten und auf der Grundlage von Leichenschauscheinen erfolgte, deren diagnostische Fehlerquote allgemein bei 70 Prozent liegt.

Simvastatin-Studienergebnisse bedürfen der Überprüfung.

Aussagen von Professor T. B. Newman, San Francisco

Professor Newman ist Fachmann für die Auswertung der verschiedenen Cholesterinpräventionsprogramme und kommt zu dem Schluss: »Der Nutzen einer Cholesterinsenkung ist ein theoretisches Modell, das von der Praxis nicht bestätigt wird.«

Das ist eine vornehme Interpretation der vielfachen

Die Cholesterinsenkung ist ohne praktischen Nutzen.

92

und oft tödlichen Gefahren einer Cholesterinsenkung. Deutlich präsentiert Professor Newman die Schwachstellen der Statistiken, die von den Vertretern der Cholesterin-Hypothese verschwiegen werden. Er legt dar, in welch verdrehter Form die »Finnische multifaktorielle Studie zur Prävention« präsentiert wird, die so sehr als Beweis des Nutzens einer Cholesterinsenkung dienen soll, obwohl die Studie genau das Gegenteil ergibt. Die Vorankündigung der Inspiratoren der Studie lautete: »Man könne mit medikamentöser Senkung des Cholesterinspiegels das Herzinfarktrisiko um 46 Prozent verringern.« Die Vorankündigung ist eine frei erfundene Behauptung ohne vorangegangene wissenschaftliche oder statistische Überprüfung. Sie erwies sich aber trotz aller Bemühungen, die Wünsche der Auftraggeber der Studie zu erfüllen, als völlig falsche Kalkulation. Die Studie brachte eine erschreckende Warnung vor jedem Versuch einer Senkung des Cholesterinspiegels und ergab bei der Gruppe, die mit Cholesterin senkenden Medikamenten behandelt worden war, eine Steigerung der Herzinfarkt-Todesfälle um das Dreifache gegenüber der unbehandelten Kontrollgruppe. Auch die Gesamttodesfälle lagen bei der behandelten Gruppe um ein Drittel höher als bei der Kontrollgruppe.

Die weitere von Newman angeführte Statistik, die vom »National Heart, Lung and Blood Institute« der USA finanziert wurde und die eine Überprüfung von 650 000 Menschen (der inszenierte Bluff mit den hohen Zahlen) mit 70 000 Todesfällen umfasst, hat bereits durch die Art ihrer Verteilung auf 19 getrennte Studien und das Fehlen der Herausnahme der

Studienergebnisse werden ins Gegenteil verkehrt.

Nicht weniger, sondern mehr Personen starben nach Cholesterinsenkung an Herzinfarkt.

verschiedensten bekannten Gefäßbelastungen wie Nikotin, Alkohol, Bluthochdruck, Dauerstress infolge chronischer Erkrankung, geistiger oder körperlicher Überforderung etc. keinen Aussagewert. Es ist zu einfach und daher unwissenschaftlich, sagt Newman, Statistiken in der Weise aufzustellen, dass bei der einen Menschengruppe der Cholesterinspiegel gesenkt, dies bei der zur Kontrolle dienenden Parallelgruppe unterlassen wird und als einzige wissenschaftliche Kontrolle eine Überprüfung der im Laufe der Jahre eintretenden Todesfälle erfolgt. Weitere Wertmessungen bei diesen Statistiken gibt es nicht. Selbst die Messung der Cholesterinwerte beschränkt sich auf einzelne Untersuchungen, in vielen als besonders wertvoll hervorgehobenen Statistiken auf nur eine Messung im Jahr, mitunter sogar nur auf eine einzige Messung zu Beginn und zum Schluss einer über Jahre (fünf Jahre) gehenden Beobachtungszeit.

Niedriger Cholesterinspiegel erhöht die Lebenserwartung nicht.

Keine einzige wissenschaftlich untermauerte Statistik kann, wie Newman feststellte, einen Einfluss einer Cholesterinsenkung auf die Entwicklung einer Arteriosklerose oder einer koronaren Herzkrankheit oder etwa auf eine verbesserte Lebenserwartung aufzeigen.

Da Cholesterin die Grundsubstanz für viele lebensnotwendige Stoffe darstellt, vor allem für die Steroidhormone, die u. a. den Eiweiß-, Kohlenhydrat- und Mineralhaushalt regeln, verlangt die Überprüfung der Wirkung einer Cholesterinsenkung eine gleichzeitige Kontrolle zumindest der Hormon-, Eiweiß- und Mineralwerte. Aber das erfordert medizinisches Wissen, große Zeitopfer und eine seriöse moralische Einstellung zur wissenschaftlichen Arbeit.

Wissenschaft verlangt nach ethischen Grundprinzipien.

Eine Studie, die ähnlich der finnischen Studie zu denken gibt, ist die Helsinki-Herzstudie I und II. Die Helsinki-Herzstudie I und II wurde 1987 veröffentlicht und zeigt keinen Unterschied in den Todesfällen nach koronarer Herzkrankheit zwischen der mit Cholesterinsenkern behandelten Gruppe und der unbehandelten Gruppe. Überraschend aber war die Feststellung, dass bei medikamentöser Cholesterinsenkung eine 40-prozentige Zunahme an nicht-koronaren Todesfällen und eine 20-prozentige Zunahme der Gesamtmortalität verzeichnet wurde.

Erschreckende Steigerung der Todesrate durch Lipidsenker.

Die 2. Helsinki-Herzstudie, die 1993 veröffentlicht wurde, ergab sogar bei der mit Cholesterin senkenden Medikamenten behandelten Gruppe eine Steigerung der tödlichen und nicht-tödlichen Herzinfarkte sowie der Gesamtmortalität um 50 Prozent. Eine Nachanalyse zu der Herzstudie ergab eine Zunahme der Krebstodesfälle um 43 Prozent.

Die Steigerung der Krebstodesfälle überrascht nicht, denn das gesamte Zellsystem benötigt täglich Cholesterin, und eine Minderung des Cholesterinspiegels muss automatisch auch eine Störung der Zellfunktionen zur Folge haben, aus denen sich degenerative Veränderungen entwickeln können. Hierfür spricht auch die Arbeit von Professor Walli vom Biochemischen Institut des Klinikums Großhadern der LMU München, der bei allen von ihm überprüften Krebskranken einen auffallend niedrigen Cholesterinspiegel festgestellt hat.

Cholesterin senkt die Krebsgefahr.

Newman schließt seine Betrachtungen über die Statistiken damit, dass aus keiner Studie der Nutzen einer Cholesterinsenkung zu erkennen war und die in allen Studien ersichtliche Steigerung der Gesamtmortalität Grund genug sei, darauf hinzuweisen, »dass wir keine Cholesterinsenkung durchführen dürfen«.

Kurz geht Newman auf den Einfluss der Ernährung auf den Cholesterinspiegel ein und betont, dass durch die Nahrung die Höhe des Cholesterinspiegels weder gesteigert noch gesenkt werden könne und diesbezügliche Änderungen nur kurzfristig und maximal im Bereich von ca. fünf Prozent zu erzielen seien.

Aussagen von Professor Dr. P. Skrabanek, Dublin

Fettkonsum und Herzinfarktrate hängen nicht zusammen.

Skrabanek, dessen Buch »Torheiten und Trugschlüsse in der Medizin« in vielen Sprachen erschienen ist, macht zunächst darauf aufmerksam, dass die Herzinfarkt-Todesfälle in den verschiedenen Ländern und Städten sehr unterschiedlich sind. Es gibt in Dänemark zum Beispiel doppelt so viele wie in Belgien, in Nordirland sind sie drei Mal höher als in Griechenland. In allen überprüften Ländern ist die Lebenserwartung nahezu vollkommen gleich. Die Statistiken mancher Autoren könne man als unerlaubte Irreführung ansehen, wenn man wie Ancel Keys behauptet, dass Länder mit niedrigem Fettkonsum eine geringere Herzinfarkt-Mortalität hätten als Länder mit höherem Fettkonsum. Solche statistischen Weisheiten seien schon deswegen falsch, weil Länder mit bekanntlich hohem Fettkonsum wie Frankreich und Japan eine vielfach geringere Herzinfarkt-Todesrate haben als die cholesterinbewusst lebenden Amerikaner und Engländer.

Dass immer mehr Herzinfarktrisiken oder Risiken für die Entwicklung einer Arteriosklerose angegeben werden – es werden laut Skrabanek 375 Faktoren genannt –, beweist die Unsicherheit in der Darstellung der Arteriosklerose. Dominierend sei nach wie vor der *erbliche* Faktor und die Tatsache, dass jeder Mensch von einer Arteriosklerose mehr oder weniger starken Ausmaßes befallen wird und dass einige Faktoren eine besondere Herz- und Kreislaufbelastung darstellen, wie vor allem *Nikotin, Bluthochdruck, Alkohol, Gicht, Diabetes, Dauerstress* etc. Aber selbst diese wenigen Hauptfaktoren, die bei jeder seriösen Statistik mitberücksichtigt und genau mitkontrolliert werden sollten, werden von den Epidemiologen überhaupt nicht oder nur sehr oberflächlich überprüft.

Jeder entwickelt im Laufe seines Lebens eine Arteriosklerose.

Skrabanek unterstreicht, wie schon durch Professor Immich erwähnt, die erschreckend negativen Erkenntnisse der Framingham-Studie, die ihn zu folgender Äußerung veranlassen: »Es ist kaum in der Medizin etwas so gut bewiesen worden wie die Erfolglosigkeit dieser multiplen Intervention, Cholesterin für die Entwicklung einer koronaren Herzkrankheit verantwortlich zu machen.«

Von Skrabanek stammt auch die wörtlich wiedergegebene Feststellung über den Wert der oft so lautstark vorgebrachten LRC-Studie: »Die Statistiken wurden so lange gebogen, bis sie passten, denn die Studie hat 150 Millionen Dollar gekostet und durfte nicht ergebnislos ausgehen, wie ihre Vorgänger.«

Statistiken werden so lange bearbeitet, bis das gewünschte Ergebnis herauskommt.

Das bedeutende Resultat dieser umfangreichen Studie war, dass nach 20 Jahren (!) bei der Versuchsgruppe, die elf Tonnen des Cholesterin senkenden Medikaments Cholestyramin geschluckt hatte, 30 Herztodesfälle gegenüber 38 Fällen bei der unbehandelten Gruppe festgestellt worden waren. Dieser

Cholesterin-senkung kann lebensgefährlich sein.

Unterschied ist wissenschaftlich betrachtet gleich null, wobei für die behandelte Gruppe belastend hinzukommt, dass sie wesentlich (!) mehr Krebstote aufzuweisen hatte als die unbehandelte Kontroll-gruppe.

Aussagen von Professor Dr. Dr. W. E. Stehbens, Neuseeland

Professor Stehbens ist Pathologe und Autor dreier Bücher, die fast in alle Sprachen übersetzt wurden. Er ist weiterhin Autor von über 200 wissenschaft-lichen Arbeiten über Cholesterin, Physiologie und Funktion der Arterienwand.

Als weltweit bekannter Fachmann wendet sich Pro-fessor Stehbens empört gegen die Behauptungen, dass Cholesterin die Ursache der Arteriosklerose sein soll, wofür nicht die geringste wissenschaftliche Ba-sis vorläge. Seiner Meinung nach entwickelt sich die Arteriosklerose bei jedem Menschen in unterschied-licher Form, ist somit genetisch bedingt und beruht auf familiärer Veranlagung. Druck und Schwingun-gen des Blutes führen in den Gefäßen zu Einrissen, Zellwucherungen und degenerativen Wandverände-rungen an den Stellen der stärksten hydrodynami-schen Belastung. Neben dieser genetischen Kompo-nente als Ursache der Arteriosklerose seien noch einige gefäßschädigende Einflüsse, in erster Linie durch Nikotin, Bluthochdruck, Diabetes, Gicht und Dauerstress zu beachten.

Rauchen, Bluthochdruck, Gicht und Zuckerkrankheit schädigen die Gefäße.

In seinen Tierversuchen kommt Stehbens zu den gleichen Ergebnissen wie die schon erwähnten For-scher, dass nämlich nur extreme Überfütterung der Tiere bis hin zu einer Cholesterinvergiftung zu

Cholesterinablagerungen in allen Organen und erst zuletzt in den Gefäßen führt. Die Gefäßwandschäden der Tiere seien aber auch ganz anderer Natur als die arteriosklerotischen Veränderungen beim Menschen, die aus fibrozellulären Wandverdickungen ohne nennenswerte Cholesterineinlagerungen bestehen.

Die Arteriosklerose beginne schon im Fötus und entwickle sich in der Kindheit weiter trotz anfangs extrem niedriger Cholesterinwerte. Der Schweregrad einer Arteriosklerose am lebenden Menschen sei nicht messbar. Das Auftreten eines Herzinfarkts als beweiskräftigen Messwert angeben zu wollen, ist nach Professor Stehbens Ansicht ein falscher Ansatz. Mit Recht betont er die vielen Ungereimtheiten und Oberflächlichkeiten der Statistiken, die kein Werturteil über Cholesterin ermöglichten. Auch die Beurteilung der Leichenschauscheine beruhe nur auf Vermutungen, da die Diagnose der Leichenschauscheine mit einer Fehlerquote von ca. 70 Prozent (!) belastet sei. In vielen Ländern diktiere auch eine Mode die Auslegung der in den Leichenschauscheinen angegebenen Todesursachen. In den USA würden fast alle Herztodesfälle als Folge einer koronaren Herzkrankheit diagnostiziert, obwohl nachweislich höchstens 65 Prozent davon zuträfen.

70 Prozent der Totenscheine weisen eine falsche Todesursache aus.

Professor Stehbens schließt seine Ausführungen häufig mit dem Satz:»Die Lipid-Hypothese ist nicht nur untauglich, sondern ein Unsinn!«

Aussagen von Dr. med. oec. troph. Worm, München
Dr. Worm ist ein bedeutender Fachmann für Ernährungsfragen. Er hat zahlreiche Vorträge unter

Anregung des Deutschen Kassenarztverbandes gehalten. Seine Broschüre »Gesund bleiben mit gesunder Ernährung« ist in mehreren Auflagen in der TR Verlagsunion GmbH München erschienen.

Dr. Worm nennt deutlich die falschen Aussagen der Epidemiologen über Wert und Eigenschaften des Cholesterins. Er stellt wie alle maßgebenden Autoren fest, dass die Cholesterinwerte des Erwachsenen deutlich über 200 mg/dl liegen und kein Anlass zu einer Senkung sind. Die diesbezüglichen Diätvorschriften entbehren nach seiner Ansicht fast ausnahmslos der biochemischen Kenntnisse über die Zusammensetzung und Wertigkeit von Fetten, denn die gesättigten Fettsäuren seien ohne Unterschied zu den ungesättigten Fettsäuren, wenn sie weniger als zwölf C-Atome haben. Pflanzliche und tierische Fettsäurequalität sei daher identisch. Margarine habe sogar einen höheren Gehalt an den Cholesterin steigernden Fettsäuren. Worm betont, dass selbst bei cholesterinreicher Nahrung der Cholesterinspiegel nur kurzfristig und maximal um zwei Prozent gesteigert werden kann. So schließt auch Worm seine Ausführungen mit der Ansicht: »Die Ernährung hat keinen Einfluss auf die Entwicklung einer koronaren Herzkrankheit«, womit eine cholesterinreiche Ernährung gemeint ist.

Pflanzliche und tierische Fette unterscheiden sich nicht.

KAPITEL 6

Die Arteriosklerose und ihre Ursachen

Die Arteriosklerose ist, wie aus den Befunden aller Pathologen hervorgeht, eine fibröse, zellproliferierende (durch Zellwucherung ausgelöste) Verschlusskrankheit der Gefäße. Cholesterineinlagerungen beschränken sich auf ca. ein Prozent und spielen für die Entwicklung einer Arteriosklerose überhaupt keine Rolle. Für die Entwicklung arteriosklerotischer Plaques (Gefäßwandverdickungen) werden im Wesentlichen sieben Faktoren verantwortlich gemacht, wie sie auch von allen fachkundigen Forschern wie Stehbens, Kaltenbach, Kienast etc. hervorgehoben werden:

Auch Lebensführung und Stress beeinflussen die Arteriosklerose.

- Vererbte Veranlagung (genetischer Faktor)
- Nikotinmissbrauch – gefäßschädigend, aber nicht krebsauslösend
- Adipositas (Fettsucht) – meist durch übermäßige Zufuhr von Kohlenhydraten
- Gicht – Ablagerung von Harnsäurekristallen in den Gefäßwänden
- Diabetes – Störung des Sauerstoffaustausches in den Gefäßen
- Bluthochdruck – Dehnungseinrisse in den Gefäßen

• Chronischer Stress mit anhaltender Erhöhung der Cortisolproduktion – Eiweißverarmung in den Gefäßwänden

Vererbte Veranlagung

Die Gefäße verkalken und verdicken sich mit zunehmendem Alter.

Bei allen Menschen entwickelt sich von Jugend an eine Arteriosklerose sehr unterschiedlichen Ausmaßes. Sie ist gekennzeichnet durch bindegewebige und zellige Verdickungen der Innenwand und Verkalkungen der muskulären Wandschicht. Diese sich langsam entwickelnde Arteriosklerose muss nicht zu einer Verkürzung der Lebensdauer führen. Bei stärkerer Entwicklung kann es zu einem Verschluss oder Platzen eines Gehirngefäßes kommen, einem so genannten Schlaganfall, oder zu einem Verschluss im Bereich eines Herzkranzgefäßes, dem so genannten Herzinfarkt.

Die genetische Komponente, also die Vererbung, lässt sich leicht aus der Überprüfung der Todesursachen der Eltern und Großeltern ersehen. Man muss aber dabei berücksichtigen, inwieweit die Lebensweise – z. B. extremer Dauerstress, obst- und fleischarme Ernährung oder Nikotinmissbrauch – die Entwicklung einer Arteriosklerose begünstigen konnten.

Nikotin

Nikotin wird von der Fachwelt als die häufigste Ursache für die Entwicklung einer Arteriosklerose, eines Schlaganfalls und eines Herzinfarktes angesehen. Die gefäßschädigende Wirkung des Nikotins führt in Deutschland jährlich zu etwa 180 000 Herzinfarkten, neuere Mitteilungen sprechen von 200 000 Fällen. Die steigenden Möglichkeiten, Herzkranzgefäßverschlüsse rechtzeitig zu beheben, meist durch Aufbougieren oder Stenteinlage (Kunststoffröhrchen-Einlage), retten durchschnittlich die Hälfte der mit Herzinfarkt eingewiesenen Patienten. Nikotingefäßschäden haben weiterhin in Deutschland jährlich ca. 40 000 Schlaganfälle zur Folge und mindestens 30 000 Beinamputationen.

Nikotin ist ein Gefäßgift.

Was spielt sich beim Rauchen ab? Rauchen bewirkt zunächst eine Gefäßeinengung, meist von kurzer Dauer, aber ausreichend, um bei stärkerem Rauchen eine Wandschädigung hervorzurufen. Diese Wandschäden führen zu Anlagerungen von Zellen zur Reparatur der geschädigten Gefäßwand. Leichte Schäden heilen voll aus, aber anhaltende Schäden durch Nikotinmissbrauch führen zu zelligen und bindegewebigen Auflagerungen und erheblichen Verdickungen der Innenwand, außerdem zu Schädigungen der muskulären Schicht mit Verkalkungen.

Weit größer ist der Nikotinschaden durch seinen Einfluss auf die Blutplättchen. Nikotin bewirkt eine Verklumpung der Blutplättchen, die sich an der Innenwand der Gefäße anlagern. Nach einer Pause von einer Stunde lösen sich diese Verklumpungen auf. Gönnt man dem Körper aber beim Rauchen keine Pause, so bleiben die winzigen Verklumpungen bestehen und bilden nach Jahren bleibende Verdickungen, die schließlich zum Verschluss des Gefäßes und damit zu Schlaganfall, Herzinfarkt, Beingangrän (Ab-

Durch Rauchen verklumpen die Blutplättchen.

sterben des Gewebes) führen. Aus unseren Beobachtungen glauben wir etwa folgende Richtlinien aufstellen zu dürfen:

Bis 15 Zigaretten täglich schaden nicht.

• Bei täglich 10 bis 15 Zigaretten ist infolge der Pausen kaum ein Schaden zu erwarten.

• 20 bis 30 Zigaretten täglich lassen zwischen dem 60. und 70. Lebensjahr einen tödlichen Schlaganfall, Herzinfarkt oder Beinamputation erwarten.

• Täglich 40 Zigaretten und mehr führen nach unseren Beobachtungen mit ziemlicher Sicherheit zwischen dem 50. und 60. Lebensjahr zu einem tödlichen Gefäßverschluss oben geschilderter Art.

Nach diesen Erkenntnissen habe ich meinen Zigarettenkonsum zunächst auf 10 bis 15 Zigaretten täglich, ab dem 65. Lebensjahr auf fünf Zigaretten reduziert. Die diesbezüglichen Gefäßkontrollen durch einen der weltbesten Kardiologen ergaben keinerlei krankhafte Veränderungen am Gefäßsystem.

Um das Nikotin als Ursache des Herzinfarkts im Bewusstsein des Menschen zurückzudrängen (und dafür angeblich zu hohe Cholesterinwerte propagieren zu können), versucht die Anti-Cholesterin-Industrie,

Kein Krebs durch Rauchen.

die Aufmerksamkeit der Bevölkerung auf eine angebliche Krebsgefährdung durch Rauchen zu lenken. Nach dem Stand wissenschaftlicher Erkenntnisse sind die Aussagen über eine krebsauslösende Wirkung des Rauchens abwegiger Unsinn.

Von den vielen Schadstoffen, die immer wieder als krebsauslösend fast täglich in den unkritischen und sensationsausgerichteten Medien genannt werden, ist kein einziger imstande, im Tierexperiment Krebs hervorzurufen. In den Millionen von tierexperimentellen Untersuchungen zu Schäden durch Tabakrauch gelang es in keinem einzigen Fall, durch Tabakinhalation einen Lungenkrebs zu erzeugen. Den Statistikern möchte ich auch Folgendes entgegenhalten:

* In Südafrika, Neuseeland und Australien tritt trotz extremen Tabakgenusses fast kein Lungenkrebs auf.

* In Japan, wo 85 Prozent der Bevölkerung rauchen, wird eine außergewöhnlich niedrige Krebsrate registriert, wodurch die Aussagen des berüchtigten japanischen Epidemiologen Hirayama ad absurdum geführt werden.

Hoher Tabakkonsum bedeutet kein erhöhtes Lungenkrebsrisiko.

* Die Franzosen haben trotz ihres gegenüber Deutschland deutlich höheren Tabakkonsums eine wesentlich niedrigere Lungenkrebsrate zu verzeichnen.

* Die Eskimos kennen als äußerst starke Raucher praktisch keinen Lungenkrebs.

* In Venedig und in schadstoffarmen Regionen der Schweiz wird eine hohe Lungenkrebsrate registriert.

Seriöse Statistiker und Forscher wie die Professoren H. Oeser, P. Koeppe und K. Rack konnten in ihren Publikationen klar darlegen, dass seit dem Jahr 1900 keine Zunahme der Krebshäufigkeit zu verzeichnen ist. Dies wird aus den wissenschaftlichen Untersuchungen über die Krebsursache verständlich: die *Veranlagung* ist die Ursache, was durch das Immunsystem bewiesen wird, dessen Zellen und Eiweißkörper zunehmend entschlüsselt werden. Eine Schädigung des Immunsystems wie zum Beispiel durch intensive Bestrahlung oder Immunsuppressoren kann theoretisch auch durch Nikotinmissbrauch ausgelöst

Seit dem Jahr 1900 hat die Krebsrate nicht weiter zugenommen.

Auch Tierversuche konnten die Krebs-durch-Nikotin-Hypothese nicht beweisen.

werden und dadurch krebsige Degenerationen zur Folge haben. Aber eine Störung des Immunsystems durch Nikotin wurde bisher nicht bekannt, leider auch nicht ausreichend überprüft, aber in den »Millionen« von Tierversuchen konnte nicht in einem einzigen Fall Krebs durch Nikotininhalation ausgelöst werden, selbst nicht bei einer Steigerung der Dosis um das 100-fache dessen, was Menschen inhalieren.

Adipositas (Fettsucht)

Die Fettsucht wird gerne als Ursache eines erhöhten Cholesterinspiegels mit Entwicklung einer Arteriosklerose und eines Herzinfarkts angegeben. Dieser Unsinn wird in erster Linie von der Lipid-Liga und den Arteriosklerosegesellschaften verbreitet. Bei der Arteriosklerose findet man, wie auch Kaltenbach beschreibt, höchstens fünf Prozent an fettigen Einlagerungen und zwei Prozent an Cholesterineinlagerungen. Fett und Cholesterin haben also mit der Arteriosklerose und dem Herzinfarkt nichts zu tun, genauso wenig wie vermehrte Fetteinlagerungen in den Gefäßen.

Dennoch ist es richtig, Fettsucht als gefäßschädigend anzusehen. Denn Fettsucht bedeutet Übergewicht mit einer daraus resultierenden Kreislaufbelastung, meist verbunden mit Bluthochdruck. Aus dieser fettsuchtbedingten Gefäßbelastung resultieren Einrisse und Innenwandschäden an den Gefäßen mit anschließenden reparativen zellulären Verdickungen, die einen Herzinfarkt auslösen können.

Übergewicht belastet den Kreislauf und schädigt die Gefäße.

Die Ursache der Fettsucht besteht aber nicht in einer

fettreichen Ernährung, sondern in erster Linie in einer übermäßigen Zufuhr von Kohlenhydraten. Eine anhaltende übermäßige Ernährung mit Kohlenhydraten wie Brot, Kartoffeln, Mehlspeisen, Teigwaren und Süßigkeiten bewirkt unweigerlich Fettsucht, da der überwiegende Teil der Kohlenhydrate in Fett umgewandelt und in den Fettdepots des Körpers gelagert wird. Kohlenhydrate werden zwar als Energielieferanten (Glukose) benötigt, damit wir unsere geistigen und körperlichen Leistungen vollbringen können, aber nur in einer der jeweiligen Leistung angemessenen Größenordnung. Bei größerer Zufuhr ohne anschließende körperliche Belastung wird fast die gesamte Menge an zugeführten Kohlenhydraten in Fett umgewandelt und, wie erwähnt, in den Fettdepots gelagert.

Zu viel Kohlenhydrate lösen Fettsucht aus.

Ein erhöhter Bedarf an Kohlenhydraten und Glukose besteht nur bei größeren körperlichen Belastungen wie Hochleistungssport, schweren Erkrankungen, schweren Verletzungen, größeren Operationen und Dauerstress.

Auch die Jugendlichen bedürfen aufgrund ihres Bewegungsdrangs einer erhöhten Nahrungszufuhr an Zucker. Für die Jugendlichen gilt der Grundsatz »kohlenhydratreiche, aber auch eiweißreiche Ernährung«, während für den Erwachsenen eine eiweißreiche, aber kohlenhydratarme Ernährung angeraten ist.

Erwachsene sollten kohlenhydratarm, aber eiweißreich essen.

Gicht

Die Gicht entwickelt sich aus einer Erhöhung der Harnsäure im Blut. Unweigerlich kommt es dadurch zu Harnsäurekristallablagerungen in den verschiedensten Gewebsabschnitten, auch in den Gefäßwänden und an der Innenwand der Gefäße, die zu schmerzhaften, entzündlichen Rötungen führen. In den Gefäßen entwickeln sich hierbei aus Zellen und Bindegewebe bestehende Verdickungen, die einen Schlaganfall oder Herzinfarkt auslösen können.

Harnsäurekristalle reizen die Gefäßwände.

Die Gefahren der Harnsäureablagerungen können aber heute gut durch Harnsäure senkende Medikamente beseitigt werden.

Diabetes (Zuckerkrankheit)

Die Überzuckerung des Blutes bei einer Zuckerkrankheit führt besonders in den kleineren Gefäßen zu Wandschäden und anschließend zu zellulären Verdickungen. Hinzu kommt der durch die Überzuckerung ausgelöste reduzierte Sauerstoffaustausch im Gewebe, der gleichfalls Gefäßwandschäden hervorruft.

Diabetes schadet den Gefäßen durch verringerten Sauerstoffaustausch.

Die Gefahr, dass der Zuckerkranke deswegen einen Herzinfarkt oder Schlaganfall erleidet, ist gering, denn die Zuckerkrankheit ist heute voll beherrschbar und beinhaltet keine Verkürzung der Lebenserwartung.

108

Bluthochdruck

Jedem Arzt sind die Gefahren des Bluthochdrucks für die Entwicklung von Herzinfarkten und Schlaganfällen bekannt. Der Bluthochdruck führt durch die übermäßige Dauerspannung zu Überdehnung und Einrissen der Gefäßwand mit anschließenden reparativen Reaktionen in Form von Zellwucherungen und bindegewebigen Verhärtungen, oft mit Verschluss des Gefäßhohlraums. Im mikroskopischen Bild sind nennenswerte Einlagerungen von Cholesterin dagegen nicht nachweisbar.

Bluthochdruck überdehnt die Gefäße und lässt sie einreißen.

Die Ursachen des Hochdrucks sind oft nicht bekannt. Häufig sind es Nierenerkrankungen, angeborene Herz- und Gefäßanomalien, eine übermäßige Produktion von roten Blutkörperchen (Polyglobulie) und Übergewicht. Nicht selten wird vergeblich nach einer Ursache gefahndet.

In diesen Fällen findet man mitunter eine anhaltend überschießende Cortisolproduktion der Nebenniere. Diese überschießende Cortisolproduktion steht jedoch nicht im Zusammenhang mit der Cholesterinproduktion, da sie sich durch eine übermäßig ausgebildete Nebenniere oder gar einen Nebennierentumor entwickelt. Ein Nebennierentumor kann ununterbrochen, unabhängig von der geistigen und körperlichen Belastung, selbst während des Schlafens in großen Mengen Cortisol produzieren, das zu einer völligen Eiweißverarmung und tödlicher Herz- und Kreislaufinsuffizienz führt. Darauf werde ich im folgenden Kapitel über das Stressgeschehen ausführlich eingehen.

Ursache für Bluthochdruck sind oft die Nebennieren.

Die überschießende Produktion des Stresshormons

kann auch dadurch zustande kommen, dass der Mensch über Jahre hinweg einer außergewöhnlichen körperlichen oder psychischen Belastung ausgesetzt ist, die ständig eine hohe Cortisolproduktion auslöst, wie beim Hochleistungssport oder dauernden Angstzuständen. Ist die psychische oder körperliche Dauerbelastung beendet, kann sich trotzdem auf Dauer ein etwas erhöhter Cortisolspiegel einstellen, wenn durch die vorangegangene Dauerbelastung eine Nebennierenhypertrophie ausgelöst wurde. Dieser ständig erhöhte Cortisolspiegel hat u. a. einen Bluthochdruck zur Folge. Diesen Fall erlebte ich zwei Mal, einmal bei einem weltbekannten Spitzensportler und einmal bei einer unter schrecklichen Bedingungen lebenden jungen Frau. Beide Patienten liefen bei den Internisten unter der Diagnose »maligner Hochdruck«, da keine Ursache gefunden wurde. Da ich bei fast allen meiner Patienten die Hormonwerte kontrollierte, konnte ich diese übermäßige Cortisolproduktion entdecken. Daraufhin kontrollierte ich die beiden Nebennieren und fand bei beiden Patienten eine Vergrößerung einer der beiden Nebennieren. Die vergrößerte Nebenniere entfernte ich und erreichte so zur großen Freude meiner beiden Patienten eine schlagartige Heilung, die sich bei einer Überprüfung fünf Jahre nach der Operation als Dauerheilung herausstellte.

Nach lang anhaltender Belastung kann der Cortisolspiegel chronisch erhöht bleiben.

Eine vergrößerte Nebenniere produziert zu viel Cortisol.

Mit diesem Vorgehen könnten meines Erachtens nach noch viele Hochdruckpatienten geheilt werden. Es findet aber leider zu wenig Beachtung, weil nicht an eine überhöhte Cortisolproduktion gedacht wird und die etwas komplizierte Untersuchung der Nebennierenproduktion an Cortisol nur wenigen Instituten geläufig ist; außerdem sind Chirurgen nur selten zur Durchführung einer Nebennierenoperation in der Lage.

Auf einen häufigen Fehler bei der Wertung der Blutdruckverhältnisse möchte ich noch aufmerksam machen: Man misst den oberen und den unteren Druckwert, der obere Druckwert hat jedoch praktisch keine Aussagekraft, denn er ist bei allen Menschen starken Schwankungen unterworfen und steigt bei jeder körperlichen Belastung entsprechend der Größe der Belastung.

Nur der untere Blutdruckwert ist aussagekräftig.

Was zählt, ist der untere Druckwert. Es ist der Entspannungsdruck, der stets unter 100 liegen sollte, auch nach körperlicher Belastung. Unabhängig von der Höhe des oberen Druckwertes soll also der untere Wert stets unter 100 liegen. Jeder untere Wert über 100 ist als Hochdruck zu bezeichnen. Ein leicht erhöhter Blutdruck ist kein Grund, sofort Medikamente zur Blutdrucksenkung einzusetzen. Man versuche erst einmal mit Magnesiumkapseln, 200 bis 300 mg täglich für die Dauer von ein bis zwei Wochen, den Blutdruck zu beeinflussen. Bleibt er über 100, so setze man vorsichtig so genannte »Betarezeptorenblocker« (vom Arzt zu verschreiben und jedem Arzt geläufig) ein. Sobald sich der Blutdruck normalisiert hat, setzt man die Medikamente ab.

Versuchen Sie es bei Bluthochdruck erst einmal mit Magnesium.

Selbstverständlich ist es die vorrangige Aufgabe, bei einem Hochdruck die Ursache zu finden und dementsprechend zu handeln.

Chronischer Stress

Unter Stress verstehen wir geistige und körperliche Belastungen, wodurch eine Ausschüttung des Stresshormons Cortisol durch die Nebenniere erfolgt. Der Sinn dieser körperlichen Reaktion besteht darin, dass das Cortisol die erforderliche Menge an Glukose aus den Eiweißdepots mobilisiert, die für die Leistungssteigerung benötigt wird. Gleichzeitig mobilisiert Cortisol auch das Kalium aus den Zellen, da jeder Stress, besonders der Stress durch körperliche Belastung, eine vermehrte Aktivität der Muskulatur der Gefäße und besonders des Skelettsystems auslöst, die nur durch Kaliumerhöhung gesichert werden kann. Kalium ist das Mineral, das für die Spannkraft der Gefäße, also den Blutdruck und die jeweils erforderliche Mehrdurchblutung, sowie für die Spannkraft der Skelettmuskulatur verantwortlich ist. Sinkt der Kaliumspiegel, so sinkt die Spannkraft der Gefäße, des Herzens und der Muskulatur. Eine Senkung des Cholesterinspiegels mit der automatisch dadurch ausgelösten Senkung des Cortisols führt zunächst zu Müdigkeit, dann zu Blutdruckabfall und Abnehmen der Leistungskraft bis hin zur völligen Erschöpfung. Beim normalen Stress des täglichen Lebens und ausreichender Ernährung ist der Ablauf einer Stressreaktion ungefährlich.

Anders sind die Umstände bei einem Dauerstress. Bei einem Dauerstress wird ständig vermehrt Cortisol produziert und dadurch ständig Glukose aus den Eiweißdepots, in erster Linie aus der Muskulatur, mobilisiert. Dieser Eiweißverlust ist unbedingt durch reichliche Eiweiß- und Elektrolytzufuhr, insbeson-

Bei Stress löst der Körper Glukose aus den Eiweißdepots.

Ein abfallender Kaliumspiegel führt zu Herz- und Kreislaufversagen.

dere des Minerals (Elektrolyt) Kalium auszugleichen. Gleicht man diese Verluste nicht aus, so sind die Folgen in schweren Fällen zum Beispiel bei medikamentöser Cholesterinsenkung, die stets eine Verringerung der Cortisolproduktion auslöst, körperliche und geistige Erschöpfung bis hin zu Kreislaufkollaps und Herzinfarkt.

Unter diesem Blickwinkel sind alle Dauerstressarten zu beachten, von denen die wesentlichen aufgezählt seien:

• anhaltende schwere seelische Belastungen,
• extreme körperliche Belastungen,
• chronische Erkrankungen,
• umfangreicher Unfallschaden mit lange andauernder Behandlungsnotwendigkeit,
• ausgedehnte Verbrennungen,
• über Jahre betriebener Spitzensport bei unzureichenden Erholungspausen,
• die viel zu wenig beachteten sozialen Missstände, besonders die unzureichende, vor allem eiweiß- und vitaminarme Ernährung, bedrückende Wohnverhältnisse, bedrückende Enge, mangelnde Hygiene, der nicht zu unterschätzende störende Verkehrslärm.

Auch die Wohnverhältnisse oder Lärmbelästigung können Dauerstressfaktoren sein.

Der durch Dauerstress ständig erhöhte Cortisolspiegel führt, wie eben schon erwähnt, zu Eiweiß- und Mineralverarmung. Muskulatur, Herz und Gefäße sind am meisten und oft bedenklich betroffen. Eine lang anhaltende Eiweißverarmung wie z. B. beim chronischen Stress verursacht stets Gefäßwandschäden. Gefäßwanddefekte, arteriosklerotische Veränderungen oft bis hin zur Entwicklung eines Schlaganfalls oder Herzinfarkts sind die häufigen Folgen.

Unter Dauerstress verbraucht der Körper vermehrt Eiweiß und Mineralien.

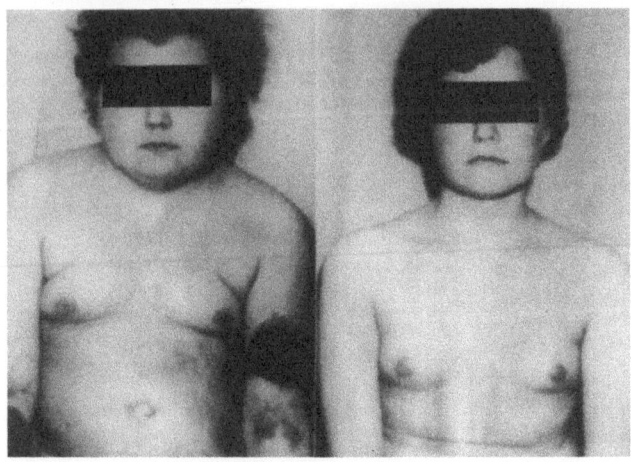

Abb. 2: Cushing-Erkrankung: Eine Hormonstörung, die eine der wesentlichen Ursachen einer Arteriosklerose erkennen lässt.
Foto links: Cortisolüberproduktion: Wasserüberflutung des Gewebes, extreme Arteriosklerose mit Blutungen.
Foto rechts: Beseitigung der Cortisolüberproduktion durch Entfernung der erkrankten Nebenniere – Normalisierung der Gewebe und Beseitigung der Arteriosklerose.

Die Gefäßwandschäden durch chronische Eiweißverarmung zeigt eindrucksvoll ein Krankheitsbild, das durch eine ständige extreme Überproduktion an *Cortisolüberproduktion durch Nebennierentumor: das Cushing-Syndrom.* Cortisol gekennzeichnet ist (s. a. S. 110) und unter dem Namen »Cushing-Syndrom« bekannt ist (Abb. 2, oben).

Bei dieser Erkrankung besteht ein Nebennierentumor, der ständig, ohne Notwendigkeit, also völlig nutzlos, Tag und Nacht extreme Mengen Cortisol produziert. Das Cortisol bewirkt seinerseits die ständige Mobilisierung von Glukose aus dem Eiweiß der Gewebe, in erster Linie der Muskulatur und der Gefäße. Die unweigerliche Folge sind schwere Gefäß-

114

wandschäden mit erheblichen Blutungen oder zelligen Wucherungen.

Ich möchte noch einmal zusammenfassen: Sämtliche ursächliche Faktoren für die Arteriosklerose werden in den mit Millionenbeträgen erstellten Statistiken der Anti-Cholesterin-Epidemiologen nicht beachtet. Aus materiellen Gründen ist eine geschäftstüchtige Industrie fixiert auf den Betrug mit der angeblichen Gefährlichkeit des Cholesterins. Wissenschaftliche Erkenntnisse werden unter den Tisch gekehrt. Diese aus der Margarineindustrie und der Cholesterin senkende Medikamente produzierenden Pharmaindustrie bestehende »Anti-Cholesterin-Mafia« scheut sich nicht, von ihnen gesponserte »Cholesterin-Tagungen« durchzuführen, die eine wissenschaftliche Basis vortäuschen sollen, deren Vortragende ausnahmslos bezahlte Vorträge im Sinne der genannten Industrie halten und wo Diskussionen nicht erwünscht, sogar auf ungewöhnliche Weise verhindert werden.

Pharmafirmen sponsern Tagungen, auf denen nur ihnen genehme »Erkenntnisse« vorgetragen werden.

115

KAPITEL 7

Die Nährstoffgruppen und ihre Beziehungen zu Cholesterin

Der Mensch besteht aus Eiweiß, und seine Stoffwechselvorgänge werden im Wesentlichen durch Hormone, Vitamine und Elektrolyte (Minerale) gesteuert. Wenn wir unsere Ernährung analysieren, müssen wir davon ausgehen, dass unsere Nahrungsmittel in fünf Nährstoffgruppen unterteilt werden können. Das sind:

- Eiweiße,
- Kohlenhydrate,
- Fette,
- Vitamine,
- Mineralstoffe (Elektrolyte);

hinzu kommt selbstverständlich das Wasser.

Der Mensch benötigt verschiedene Nährstoffgruppen.

Wir erinnern uns, dass jede geistige und körperliche Anstrengung einen Anstieg des Cholesterins und des Stresshormons Cortisol zur Aktivierung der energetischen Substanzen zur Folge hat, wobei dem Eiweiß, den Mineralien und Vitaminen die dominierende Rolle zukommt. So sollten wir in der Zusammenstellung unserer Ernährung auf die ausreichende Zufuhr von Eiweiß, Mineralien und Vitaminen achten. Die Zufuhr von Kohlenhydraten ist nur begrenzt nötig, da die für die körperlichen und geistigen Belastungen

Eiweiß, Mineralstoffe und Vitamine sind besonders wichtig.

117

erforderliche Glukose (Kohlenhydrat) vom Körper selbst durch das Stresshormon Cortisol aus dem Körpereiweiß gebildet wird und der überwiegende Teil der durch die Nahrung zugeführten Kohlenhydrate in nutzloses Fett umgewandelt wird.

Die täglich erforderlichen Vitamine und Mineralien finden wir vor allem in

Keine Angst vor Fleisch, Fisch und Eiern.

• Fleisch (Schinken auch empfehlenswert). Es enthält reichlich Vitamin A, B, Niacin und die Mineralien Kalium, Natrium, Phosphor, Magnesium und Eisen.

• Fisch. Er ist reich an Vitamin A, B, E und an den Mineralien Kalium, Natrium, Phosphor, Magnesium und Eisen.

• Obst und roh genießbarem Gemüse wie Paprika: Hier dominieren Vitamin A, C und das bedeutungsvolle lebenssteuernde Mineral Kalium.

• Milch und Milchprodukten: Sie sind besonders empfehlenswert wegen ihres hohen Gehaltes an Calcium und Vitamin A.

• Eiern. Sie besitzen einen hohen Gehalt an Vitamin A und dem Mineral Phosphor und liefern hochwertiges Eiweiß.

Als Grundregel für die Ernährung empfiehlt sich:

• täglich Fleisch oder Fisch,

Zwei- bis dreimal täglich Obst und Milchprodukte

• 3 x täglich Obst oder Obstsäfte, am besten beides, zum Frühstück, Mittagessen und Abendessen,

• 2 x täglich Milchprodukte und Milch. Joghurt ist besonders empfehlenswert, kann mittags und abends genossen werden.

Ein Ei täglich unterstützt wegen seines hohen Gehalts an Vitamin A und seinem hochwertigen Eiweiß die allgemeine Leistungsfähigkeit.

Im Folgendem sollen die Nährstoffe in ihrer Bedeutung für den Stoffwechsel und im Zusammenhang mit der Cholesterinproduktion ausführlich analysiert werden.

Eiweiß

Eiweiß ist die Grundsubstanz, aus der der menschliche Organismus – Muskeln, Skelettsystem, Gefäßwände, Herz, Gehirn, Blutkörperchen, Hormone, Enzyme, Zellen des Immunsystems und Organe – aufgebaut ist. Die gesamten Aktivitäten des Lebens, die Funktionen aller Organe, die geistigen und körperlichen Leistungen werden ja durch die Bereitstellung von Glukose aus Eiweiß, dem Eiweiß des Organismus, in erster Linie der Muskulatur, ermöglicht. Wenn wir uns vergegenwärtigen, dass diese jeweils erforderliche Mobilisierung der Glukose durch das Nebennierenhormon Cortisol erfolgt, das sich aus dem Cholesterin entwickelt, so wird klar erkenntlich, dass die gesamten Lebensvorgänge cholesteringesteuert sind. Eine Senkung des Cholesterinspiegels hat automatisch eine Minderung unserer Lebensleistungen zur Folge. Eine Senkung bis zu 100 mg/dl, wie von unverantwortlichen Anti-Cholesterin-Fanatikern gefordert, führt zu einer erheblichen Senkung der Produktion des Stresshormons Cortisol, zum Absinken des Blutzuckers und damit zu einer Erschlaffung der Muskeltätigkeit und zu allgemeiner Erschöpfung. Der Mensch fühlt sich müde und apathisch und ist außerstande, die norma-

Der menschliche Organismus besteht aus Eiweiß.

Ohne körpereigenes Eiweiß kann keine Glukose bereitgestellt werden.

len Verpflichtungen des täglichen Lebens zu erfüllen.

Durch den Cortisolmangel kommt noch eine mangelnde Bereitstellung an Mineralien hinzu, besonders an Kalium, das für die Spannkraft der gesamten Muskulatur, besonders des Gefäßsystems und des Herzens verantwortlich ist. Wie schon erwähnt, führt der Zucker- und Kaliummangel häufig zu tödlichen Blutdruckabfällen und Herzstillstand. Zahlreiche Studien, so zum Beispiel die Finnische multifaktorielle Studie, die Helsinki-Herzstudien, die Clofibrat-Studie, die Framingham-Studie und zahlreiche andere so genannte Präventions-Studien berichten von der hohen, oft in die Tausende gehenden Zahl an Todesfällen durch Cholesterin senkende Medikamente. Diese wurden unbegreiflicherweise bisher stets verschwiegen und erst die Lipobay®-Affäre mit den Todesfällen durch das von der Firma Bayer hergestellte Cholesterin senkende Medikament ließ die Öffentlichkeit aufhorchen. Schon glaubten u. a. die in Kapitel 5 zitierten seriösen Wissenschaftler, dass der Anti-Cholesterin-Schwindel endlich entlarvt und beendet werden könnte. Aber das Milliardengeschäft war doch zu verlockend und so wurde alles unternommen, um die Affäre in Vergessenheit zu bringen. Selbstverständlich schweigen die bezahlten medizinischen Zentralen und die öffentlichen Medien. Es ist und bleibt meiner Meinung nach das größte und unverantwortlichste Geschäft unseres Jahrhunderts mit der Gesundheit der Bevölkerung. Die lebensgefährdende Propaganda mit den Cholesterin senkenden Medikamenten wird ungeniert weiter betrieben.

Zu wenig Glukose und Kalium kann zum Herzstillstand führen.

Geschäfte mit Lipidsenkern sind Geschäfte auf Kosten der Gesundheit der Bevölkerung.

Was muss noch geschehen, um diesem gewissenlosen Treiben ein Ende zu setzen?

Einen weiteren Einblick in die Wertigkeit des Eiweißes gibt die Tatsache, dass Eiweiß in fünf verschiedenen Formen mit unterschiedlich hohem Anteil und mit entsprechend unterschiedlicher Bedeutung vorliegt:

- das Albumin 55 bis 70 Prozent,
- das Alpha-1-Globulin zwei bis fünf Prozent,
- das Alpha-2-Globulin fünf bis zehn Prozent,
- das Beta-Globulin 10 bis 15 Prozent,
- das Gamma-Globulin 12 bis 20 Prozent.

Den Hauptanteil unseres Körpereiweißes macht das Albumin aus.

Ihre Bedeutung liegt in ihrer Eigenschaft als Antikörper und vor allem in ihrer Transportfunktion; sie sind in der Lage, alle für den Stoffwechsel, für die Infektionsabwehr und Stabilisierung der Zellfunktion wichtigen Substanzen wie Antibiotika, Vitamine, Elektrolyte, Medikamente etc. an den Ort des Geschehens zu bringen. Sie sorgen somit für eine ordnungsgemäße Immunabwehr, für die Überwindung von Infektionen, die Wundheilung etc. Der wichtigste dieser Eiweißkörper ist das Albumin, was bereits aus seiner Größenordnung erkenntlich ist, denn es macht fast zwei Drittel der Gesamtmenge des Eiweißes aus.

So ist es für den Arzt wichtig zu wissen, dass ein Absinken des Albuminspiegels eine bedenkliche Immunschwäche zum Ausdruck bringt und sich Operationen jeder Art verbieten, wenn nicht zuvor der Albuminmangel durch entsprechende Infusionen behoben wurde (Abb. 3, S. 123). Operiert man bei einem um 20 Prozent seines Normalwertes abgesun-

Zu niedrige Albuminwerte deuten auf eine Abwehrschwäche hin.

kenen Albuminspiegel, so sind Wundinfektionen, Wundheilungsstörungen und Nahtinsuffizienzen und Kreislaufstörungen, oft mit tödlichem Ausgang die Folge, wie ich es in meinem Buch »Eingriffe an der Kardia« (Speiseröhre) beschrieben habe. Bei dem beschriebenen bedenklichen Eiweißverlust durch Dauerstress sollte man dabei besonders auf den Albumingehalt achten.

Dauerstress führt auch zur Albuminverarmung.

Besonders schwer und oft tödlich ist der Eiweißverlust bei dem durch schwere Verbrennungen ausgelösten Dauerstress. Dieser lebensgefährliche Eiweißverlust, stets begleitet von einer erheblichen Minderung der Cholesterinproduktion, lässt sich eindrucksvoll durch Zufuhr größerer Mengen an rohen Eiern ausgleichen, worauf mich Prof. Dr. Kaiser Ende der Fünfzigerjahre in Ludwigshafen aufmerksam machte. Diese Behandlung von Patienten mit schweren Verbrennungen mittels Zufuhr von 10 bis 15 rohen Eiern täglich (durch eine Magensonde, eine andere Nahrungszufuhr ist hier nicht möglich), hatte Prof. Kaiser als erster Arzt in Deutschland als *die* lebensrettende Maßnahme festgestellt.

Bei schweren Verbrennungen kann Eiweißzufuhr lebensrettend sein.

Nur wenige Wochen nach meinem Besuch bei Professor Kaiser hatte ich als Leiter der Zentrale für Verbrennungsverletzte an der Chirurgischen Universitätsklinik München die Aufgabe, nach einem dramatischen Flugzeugabsturz in der Innenstadt die zahlreichen Schwerstverbrannten zu behandeln, und lernte die segensreiche Eiweißausgleichsbehandlung durch rohe Eier schätzen, was ich in meinem Buch »Verbrennungsfibel«, gemeinsam mit Professor Ahnefeld festgehalten habe. Es sei an dieser Stelle wiederholt, dass das Ei mit seinem Gehalt an hochwertigem Eiweiß und seinem Mineral- und Vitaminreichtum als Nahrungsmittel für jedermann zu empfehlen ist und die negativen Aussagen über Eier in den Bereich der Fantasie einzuordnen sind.

Eier sind gesund.

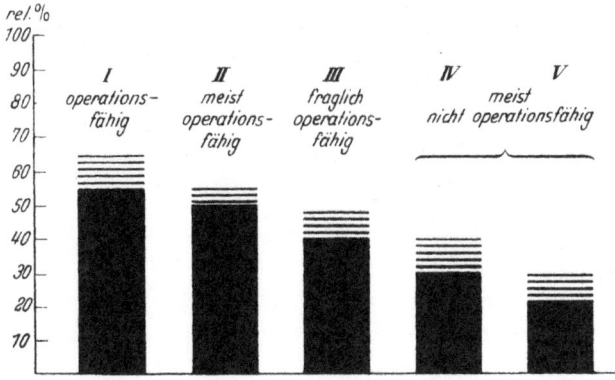

Abb. 3: Albuminmangel (Eiweißmangel), stets sicheres Zeichen der Minderung körperlicher Leistungsfähigkeit und Abwehrschwäche oft bedrohlicher Art. Ohne Auffüllung des Eiweißdefizits absolutes Operationsverbot.

Kohlenhydrate

Zucker in Form von Glukose ist eine wichtige Energie liefernde Substanz. Sie wird einerseits dem Körper über die Nahrung angeboten, andererseits wird sie über das Nebennierenhormon Cortisol entsprechend dem jeweilig erforderlichen Bedarf aus den Eiweißdepots (vorwiegend aus der Muskulatur) mobilisiert und in die Blutbahn befördert.

Der Körper gewinnt seine Energie aus Glukose.

Die mit der Ernährung zugeführten Kohlenhydrate mit ihrem Potenzial an Glukose unterstützen die Funktion des Stresshormons bei ihrer Mobilisierung energetischer Glukose.

Werden aber mehr Kohlenhydrate mit der Ernährung zugeführt als benötigt, dann werden die unverbrauchten Reste in Fett umgewandelt. Zu viel Kohlenhydrate machen also fett, und das in den Fettdepots abgelagerte Fett kann nicht in Glukose zurückverwandelt werden. Bei starker körperlicher Belastung und bei sich im Wachstum befindlichen Jugendlichen mit ihrem erheblichen Bewegungsdrang ist eine entsprechend höhere Zufuhr an Kohlenhydraten erforderlich, die durch die Aktivitäten verbraucht werden.

Kohlenhydrat-
überschüsse
verwandelt der
Körper in Fett.

Eine zu hohe Zufuhr an Kohlenhydraten führt zu einer vermehrten Insulinproduktion und dadurch zu einer Hemmung der aus Cholesterin aufgebauten Steroidhormone; dies führt wiederum zu einer Verminderung der Leistungskraft sowie der männlichen und weiblichen Vitalfunktionen. Die Fettsucht jedoch – wie von den Anti-Cholesterin-Fanatikern empfohlen – mit Cholesterin senkenden Medikamenten zu behandeln, würde die Verminderung der Hormonproduktion noch verstärken und über das Absinken des Blutzuckers und des Kaliums bedrohliche Herz- und Kreislaufstörungen auslösen.

Auch Fettsucht
ist kein Grund,
Lipidsenker
einzunehmen.

Noch ein Wort zu der Unterschiedlichkeit der Fette: Hier werden bewusst falsche Vorstellungen aus geschäftlichen Beweggründen erweckt. Tierische und pflanzliche Fette unterscheiden sich nicht voneinander, gesättigte und ungesättigte Fettsäuren sind identisch, wie die Ernährungswissenschaftler Worm und

Holtmeier in ihren Publikationen eindeutig beweisen. Margarine ist sicher nicht besser als Butter. Die
Zusammensetzung der Butter, ihre Inhalts- und Be-
gleitstoffe sind sicher gesundheitsfreundlicher als die
der Margarine, die der Butter an Qualität in jeder
Hinsicht unterlegen ist.
Fettsucht entsteht, wie bereits erklärt, fast ausschließlich durch übermäßige Zufuhr an Kohlenhydraten.

Essen Sie lieber Butter als Margarine.

Vitamine

Vitamine sind für Wachstum, Erhaltung und Fort-
pflanzung des Menschen unentbehrlich. Der Körper
benötigt sie für sämtliche Lebensvorgänge und ohne
sie erlischt die Lebensfunktion der Zellen.

Vitamin A

Vitamin A ist bedeutend für die Augenfunktion sowie für den Aufbau und den Erhalt der Zellen der
Haut und der Schleimhäute. Man spricht dem Vitamin A eine Schutzfunktion vor der Entwicklung krebsiger Entartungen der Deckzellen, also der Zellen der
Haut, des Magen- und Darmbereichs zu. Seine Funktion besteht also zusammengefasst in der Sicherung
des Sehvorgangs, Bildung des Sehpurpurs, im Schutz
der Zellen der Haut, der Schleimhäute der Nase,
des Rachenraums, der Bronchien, des Magens, des
Darms, der Blase, der Sexualorgane sowie in der
Sicherung des Wachstums. Da Vitamin A ein fett-
lösliches Vitamin darstellt, würde eine Lipid- und
Cholesterin senkende Behandlung eine Verringerung
der Fettsäuren und des Vitamin-A-Depots mit ent-

Augen, Haut und Schleim- häute benötigen Vitamin A.

sprechender Auswirkung auf das Sehvermögen, die Schutzfunktion der Deckzellen sowie das Wachstum zur Folge haben.

Vitamin-B-Komplex (B$_1$, B$_2$, Niacin, B$_6$, Panthotensäure, Biotin, B$_{12}$, Folsäure)

Der Vitamin-B-Komplex wirkt vor allem als Stoffwechselkatalysator für die Nervenfunktionen, die Muskulatur und als Folsäure und B$_{12}$ für die Blutbildung. Auch ist der Vitamin-B-Komplex in Unterstützung des Cholesterins an der Energiegewinnung aus den Eiweißdepots und den Fettsäuren beteiligt. Eine Senkung des Cholesterinspiegels hätte auch eine Verminderung der Vitamin-Aktivitäten und somit der Abwehrfunktionen des Organismus zur Folge.

Der Vitamin-B-Komplex schützt Nerven, Muskeln und Immunsystem.

Vitamin C (Ascorbinsäure)

Vitamin C ist das Nährsubstrat für die Funktion der Nebenniere, die, wie bekannt, die Stoffwechsel bestimmenden Steroidhormone mit ihrer Grundsubstanz Cholesterin produziert.

Das Vitamin C in Kombination mit Cholesterin ist daher ein wichtiger Faktor für alle Lebensfunktionen, da es auch der Entwicklung und Bereitstellung des Stresshormons Cortisol in den Nebennieren dient.

Vitamin C hat außerdem, in ähnlicher Weise wie Cortisol und Cholesterin, durch Abdichtung der Zellmembranen einen großen Einfluss als Antiallergikum und als Stabilisator der Gefäßwände. Seine vielfachen Funktionen gelten auch der Förderung der Aktivität des Immunsystems und der Wundheilung.

Vitamin C wirkt antiallergisch und abwehrstärkend.

Ich möchte noch einmal wiederholen, dass unsere

gesamte körperliche und geistige Tätigkeit wesentlich von der Steroidhormonproduktion der Nebenniere gesteuert wird. Zur Aktivierung der Steroidhormonproduktion braucht die Nebenniere Vitamin C. Das von der Nebenniere produzierte Cortisol dient, wie bereits bekannt, der Mobilisierung der energetischen Substanzen Glukose und Fettsäuren in der jeweils benötigten Menge. Vitamin C kann über die Aktivierung der Cortisolproduktion die körperliche Leistungsfähigkeit steigern und die Heilkraft nach Operationen und schweren Verletzungen fördern.

Vitamin C regt die Cortisolproduktion an.

Durch seine abdichtende und stabilisierende Wirkung auf die Gefäßwände wird dem Vitamin C auch eine Schutzfunktion vor der Entwicklung einer Arteriosklerose und eines Herzinfarktes zugeschrieben, was aber nicht ausreichend wissenschaftlich belegt ist.

Zusammenfassend ist zu sagen:
* Vitamin C ist ein wichtiger Faktor für alle Lebensfunktionen.
* Es ist der Regulator des Zellstoffwechsels im weitestem Sinn.
* Es ist ein Schutzfaktor für den Kreislauf durch seine stabilisierende Wirkung auf die Gefäßwände.
* Es ist ausschlaggebend an der Cortisolproduktion – gemeinsam mit Cholesterin – beteiligt.

Zellstoffwechsel und Kreislauf brauchen Vitamin C.

Aus alledem ist zu ersehen, welches Unheil eine Cholesterin senkende Behandlung ausrichtet.

Es gibt nach meiner Ansicht überhaupt keine Lebenssituation, die eine Senkung des Cholesterinspiegels erlaubt.

Vitamin D

Vitamin D ist von ausschlaggebender Bedeutung für den Aufbau des Skelettsystems. Vitamin-D-Mangel führt zur Kalkverarmung der Knochen, zur Osteoporose und Rachitis.

Das Vitamin D besteht aus Cholesterin.

Vitamin D entsteht aus dem unter der Haut gelagerten Cholesterin. Durch Sonnenlichtbestrahlung wird das Cholesterin in 7-Dihydrocholesterin mit dem Namen Calciferol umgewandelt. In der Leber wird es noch etwas verändert und in seiner Funktion gesteigert.

Mit einer den Cholesterinspiegel senkenden Behandlung besteht die Gefahr einer zu geringen Bildung von Vitamin D, was bei Jugendlichen zu Wachstumsstörungen und Rachitis, beim Erwachsenen zur Knochenentkalkung, Osteoporose und zu Knochendegenerationen führen kann.

Zusammenfassend lässt sich sagen, dass Vitamin D aus Cholesterin besteht, das durch Lichteinstrahlung aktiv wird.

Eine Cholesterin senkende Behandlung gefährdet die Vitamin-D-Synthese mit bedenklichen Folgen für das gesamte Skelettsystem.

Mineralstoffe (Elektrolyte)

Cholesterinsenkung stört den Mineralhaushalt.

Die Steuerung der Mineralstoffe unterliegt fast ausnahmslos den Steroidhormonen mit Cholesterin als Grundsubstanz, sodass jede Senkung des Cholesterinspiegels eine Störung in der Harmonie des Mineralhaushaltes auslöst.

Folgende Mineralien sind für uns von Bedeutung:

Kalium (K), Natrium (Na), Calcium (Ca), Phosphor (P), Magnesium (Mg), Chrom (Cr) und Selen (Se) als so genannte Spurenelemente.

Kalium (K)

Kalium und Natrium sind die bedeutendsten Elektrolyte (Mineralien). Sie dienen der Aufrechterhaltung des osmotischen Drucks und der Spannkraft der gesamten Muskulatur, auch der Gefäße.

Kalium ist für den Tonus (den Spannungszustand) der glatten und der quer gestreiften Muskulatur, der Herz- und Gefäßmuskulatur, der Muskulatur des Verdauungstraktes (der Speiseröhre, des Magens, des Darms), der Blase und der abführenden Harnwege verantwortlich. Somit wird die muskuläre Kraftleistung dieser Organe vom Kalium gesteuert.

Der Muskeltonus hängt vom Kaliumspiegel ab.

Sinkt der Kaliumgehalt des Blutes, so sinkt die Muskelkraft, der Blutdruck, die Schlagkraft des Herzens bis hin zum Herzstillstand, die Darmtätigkeit bis hin zur Darmlähmung.

Kalium wird fast ausschließlich von Cortisol mit Cholesterin als Grundsubstanz gesteuert. Bei starker anhaltender Anstrengung oder Belastung durch schwere Krankheit oder größere Operationen werden durch die dadurch ausgelöste lang andauernde erhöhte Produktion des Stresshormons Cortisol zum einen die Reserven der Eiweißdepots zur Gewinnung der energetischen Substanz Glukose strapaziert; zum anderen wird aus den Zellen laufend Kalium herausgelöst und in die Blutbahn nachgeschoben, um die muskuläre Kraftleistung, die vom Kaliumgehalt abhängig ist, aufrechtzuerhalten. Das

Das Cortisol steuert den Kaliumhaushalt.

Kalium bleibt aber dem Körper nicht erhalten, sondern wird ständig durch die Nieren ausgeschieden, dies umso stärker, je mehr Kalium in die Blutbahn abgegeben wird; dadurch läuft der Mensch Gefahr, bei anhaltender starker Belastung die Kaliumreserven der Zellen zu erschöpfen. Dann sinkt der Kaliumspiegel während der körperlichen Belastung im Blut und es droht der allgemeine muskuläre Zusammenbruch, in letzter Konsequenz der Herzstillstand. Der Kranke oder Operierte ist gekennzeichnet durch die typischen Zeichen der allgemeinen Muskelerschlaffung, nämlich durch den abfallenden Blutdruck, die Darmatonie (Darmerschlaffung) mit aufgetriebenem Leib und Apathie. Der Sportler spürt zunehmende Erschöpfung, Übelkeit, Herzjagen. Diese warnenden Symptome des nahenden Zusammenbruchs werden dem mit Eiweiß aufbauenden Hormonen gedopten Sportler, vor allem bei gleichzeitiger Einnahme euphorisierender Medikamente, nicht bewusst, und hierin liegt die Gefahr eines unbemerkt einsetzenden Herzversagens.

Wir scheiden Kalium über die Nieren aus.

Auch dem Arzt entgeht mitunter der drohende, durch Kaliummangel ausgelöste Kreislaufzusammenbruch eines Patienten, da der absinkende Blutdruck hier nicht, wie üblich, durch Unruhe und Todesangst gekennzeichnet ist. Im Gegenteil, der Patient erlebt die aufgrund des Kaliummangels einsetzende Spannungsminderung der gesamten Muskulatur als eine den gesamten Körper betreffende Erschlaffung, fühlt sich geistig und körperlich erschöpft, ist teilnahmslos und unfähig, seine Umgebung auf sein Missbefinden aufmerksam zu machen.

Kaliummangel wird häufig nicht erkannt.

Bei jedem akuten und fortschreitenden Blutdruckabfall meiner Patienten habe ich als erste Maßnahme
die intravenöse Injektion von Kalium angeordnet, die
unschädlich, in jedem Fall hilfreich und oft lebensrettend ist. Man kann einem Patienten oder Sportler
auch ein kaliumhaltiges Getränk in Form von Obst-
saft oder von der Industrie entwickelter Fertigge-
tränke anbieten.

*Bei Blutdruck-
abfall als Erstes
Kalium geben.*

Es sei hierbei darauf hingewiesen, dass sich der
Kaliumspiegel bei einem Menschen mit gesunden
Nieren, auch bei fortlaufender Zufuhr nicht über
das Normalmaß erhöhen kann, was ich an vielen
Tausenden Untersuchungen nachweisen konnte.
Auch bei hoher Kaliumzufuhr wird ein Kaliumüber-
schuss sofort durch die Nieren ausgeschieden. Nur
ein längeres, über Wochen gehendes Nierenversa-
gen führt allmählich zu einer Kaliumerhöhung im
Blut, wobei die Symptome des Nierenversagens im
Vordergrund stehen und rechtzeitig Alarm auslösen
werden.

Ganz abwegig sind Berichte über »tödliche Kalium-
vergiftungen durch Nahrungsmittel«, wobei immer
wieder ein angeblich erhöhter Bananengenuss erwähnt wird. Jede, selbst die geringste Überhöhung
des Kaliumspiegels im Blut, wird, wie erwähnt, sofort durch eine entsprechende Mehrausscheidung
über die Nieren ausgeglichen, und die Banane enthält zudem, wie der weltbekannte, mit mir befreundete Biochemiker Professor Dr. H. Kraut und auch
ich feststellen konnten, wesentlich weniger Kalium
als in den Lehrbüchern angegeben. Vor über 40 Jahren wurde die Banane, eine relativ kaliumarme
Frucht, einmal irrtümlich durch einen Druckfehler in

*Zu hohen Kalium-
spiegel gibt es
nicht.*

einem Lehrbuch als besonders kaliumreiche Frucht bezeichnet. Seitdem ist dieser Fehler offensichtlich unkontrolliert übernommen worden. Professor Kraut und ich haben über Jahre umfangreiche Elektrolytuntersuchungen an Patienten und Sportlern durchgeführt, wobei uns auffiel, dass unsere Ergebnisse hinsichtlich der Beurteilung der Wertung der Nahrungsmittel, insbesondere bezüglich des Elektrolytgehaltes, von den Wertangaben der Industrielabors teilweise erheblich abwichen.

Verschiedene Wertung des Mineraliengehaltes von Nahrungsmitteln

Zusammenfassend ergibt sich folgende Wertung des Kaliums:
Tonisierung (Aufrechterhaltung der Spannkraft) der gesamten Muskulatur, somit der Skelettmuskulatur, der Muskulatur des Darms, der Gefäße, des Herzens. Regulierung des Blutdrucks.
Kaliummangel führt zur Muskelschwäche bis hin zur Erschöpfung, Blutdruckabfall bis hin zum Herzstillstand, Lähmung der Darmspannung (aufgeblasener Leib).
Auf das Elektrolyt Kalium bin ich deswegen so ausführlich eingegangen, weil ich veranschaulichen wollte, welche Gefahren eine Senkung des Cholesterinspiegels mit sich bringt. Wenn man sich bewusst wird, dass Kalium ein lebenswichtiges Mineral ist, dessen Regulation den jeweiligen Bedürfnissen entsprechend von dem Stresshormon Cortisol vorgenommen wird und dass die Produktion von Cortisol wiederum über sein Grundgerüst, das Cholesterin erfolgt, so ergibt sich die Erkenntnis, dass jede Cholesterinsenkung eine Verringerung des Kaliumspiegels auslösen kann und eine stärkere Senkung le-

Lipidsenker können lebensbedrohlichen Kaliummangel auslösen.

bensbedrohliche, sicher auch tödliche Folgen haben wird.

Natrium (Na)

Natrium dient der Regulierung des osmotischen Drucks im Zusammenspiel mit Kalium. Die Abgabe von Kalium in die Blutbahn hat eine entsprechende Einwanderung von Natrium aus der Blutbahn in die Zellen zur Folge.

Natrium spielt für die Muskelreizbarkeit und ihre Kontraktionsfähigkeit eine Rolle, weswegen es bei Natriummangel zum Beispiel durch Wasserverlust zu Muskelkrämpfen kommen kann, was jedem Sportler geläufig ist. Infolge seines Vermögens Wasser zu binden, sorgt Natrium für die Feuchterhaltung der Gewebe, es fördert die Beweglichkeit der Gelenke und sorgt auch für eine ausreichende Nierenfunktion, da die Nieren zur Ausscheidung der toxischen Substanzen Wasser benötigen, das ihnen durch das Natrium zugeführt wird.

Natrium spielt eine Rolle für den Wasserhaushalt.

Das Zusammenspiel von Natrium und Kalium wird von Cortisol reguliert. Jede anstrengende körperliche Belastung führt somit zu einer Abwanderung von Kalium aus den Zellen in die Blutbahn und zu einer entsprechenden Einwanderung von Natrium, mit Wasser beladen, aus der Blutbahn in die Zellen. Jede anstrengende körperliche Belastung ist somit mit einem Verlust an Kalium, Natrium und Wasser verbunden und der Ausgleich dieses Verlustes muss sich gleichzeitig auf diese drei Substanzen, Kalium, Natrium und Wasser erstrecken, was den Bergsteigern bekannt ist, aber nicht jedem Sportler. Den Chirurgen ist dies inzwischen auch bekannt; als Schrittma-

Unter körperlichem Stress verbrauchen wir Kalium, Natrium und Wasser.

133

cher der modernen Infusionstherapie habe ich mit entsprechenden Fachkollegen lange kämpfen müssen, bis die postoperative Substitutionstherapie endlich allgemein Fuß fasste. Dem Bergsteiger und Sportler sollte bekannt sein, dass ein Ausgleich des Flüssigkeitsverlustes lediglich durch Wasser lebensgefährlich sein kann. Denn mit Wasser allein wird der Verlust von Kalium und Natrium nicht behoben, im Gegenteil: Der niedrige Kalium- und Natriumspiegel wird durch die Wasserzuführung noch weiter verdünnt, was früher bei manchem Bergsteiger zum Absturz durch Erschöpfung der Muskelkontraktion führte.

Für Sportler wichtig: Ausgleich des Flüssigkeits- und Mineralienverlustes.

Wird nur der Kaliumverlust ausgeglichen, so werden die durch den Natriumverlust bedingten Austrocknungserscheinungen mit Neigung zu Muskelkrämpfen nicht behoben.

Jeder Sportprofi weiß inzwischen, dass er während seiner sportlichen Tätigkeit für den Ausgleich des Natrium-, Kalium- und Wasserverlustes sorgen muss, wofür sehr brauchbare mineralhaltige Flüssigkeiten von der Industrie angeboten werden.

Natriummangel macht sich durch Austrocknungssymptome bemerkbar.

Die Symptome des Natriummangels sind leicht erkennbar, weil beginnende Austrocknungserscheinungen darauf hinweisen. Die Zunge wird klebrig und trocken, die Muskeln schmerzen, mitunter treten Muskelkrämpfe auf. In diesen Fällen hilft als Erstes, etwas zu trinken und etwas Salziges zu essen.

Die Gefahr einer zu hohen Natriumzufuhr besteht bei einem gesunden Menschen nicht, ebenso wenig wie die einer zu hohen Kaliumzufuhr. Unsinnig sind

Angaben über Kochsalzschäden (Natriumzufuhr) in Form krankhafter Blutdruckerhöhung.

Natrium wird ebenso wie Kalium von dem Steroidhormon Cortisol mit der Grundsubstanz Cholesterin gesteuert. Medikamentöse Senkung des Cholesterinspiegels hat stets eine Störung im Elektrolythaushalt zur Folge. Schwerwiegend ist hierbei, wie schon bei der Besprechung des Kaliums erwähnt, die *gleichzeitig* zu erwartende Senkung von Natrium und Kalium und die dadurch unweigerlich eintretenden Herz- und Kreislaufstörungen, sicher auch tödlicher Art.

Natrium- und Kaliummangel treten immer gemeinsam auf.

Calcium (Ca)

Calcium wird für die Bildung von Knochen und Zahnsubstanz, für die Blutgerinnung, die Erregbarkeit der Nerven und Muskeln und für die Abdichtung der Zellmembranen benötigt.

Das aus Cholesterin gebildete Vitamin D reguliert den Einbau des Calciums in die Knochen und ist auch beteiligt am Einbau von Calcium in die Zahnsubstanz, Nerven, Muskeln und Zellmembranen. Hier wäre eine Cholesterin senkende Behandlung gefährlich und würde über die Reduzierung der Vitamin-D-Synthese und der damit verbundenen Minderung des Calciumeinbaus zu erheblichen Störungen der Nerven- und Muskeltätigkeit, zu Entkalkungen der Knochen und Gelenke und zur Herabsetzung der normalen Blutgerinnung führen.

Vitamin D steuert den Calciumstoffwechsel.

Phosphor wird zur Energiegewinnung benötigt.

Phosphor (P)

Phosphor ist an der Gewinnung energetischer Substanzen beteiligt in Zusammenarbeit mit dem aus Cholesterin aufgebauten Cortisol.

Magnesium (Mg)

Die überragende Bedeutung des Magnesiums liegt in der Reduzierung und Verhütung überschießender Stressreaktionen. Dadurch schützt es vor überhöhter Aktivierung energetischer Substanzen, vor allem der Glukose, und vermeidet eine zu schnelle Erschöpfung der Energiedepots und der Elektrolytreserven an Kalium und Natrium. Die geistige und vor allem körperliche Leistungsfähigkeit wird durch Magnesium deutlich gesteigert, die sportliche Aktivität verbessert. Magnesium stabilisiert die Nerven- und Muskelreizbarkeit, es wirkt beruhigend und regulierend auf den Kreislauf. Daher ist Magnesium ein hervorragendes Therapeutikum bei Herzrhythmusstörungen und Herzinfarkt.

Magnesium wirkt leistungssteigernd und stressmindernd.

Der Einfluss von Magnesium auf das Muskel- und Skelettsystem vermindert diesbezügliche Schädigungen durch sportliche Belastung.

Als Therapeutikum für Herzrhythmusstörungen, Nervenentzündungen und sportlich bedingte Gehbeschwerden hat Magnesium in den letzten Jahren große Beachtung gefunden.

Etwa ab dem 50. Lebensjahr empfehle ich allen eine tägliche Zufuhr von Magnesium in der Größenordnung von ca. 200 mg täglich, am besten in Kombination mit Vitamin E (Stabilisator der Zellen), insbesondere sportlich aktiven Menschen und bei Gelenkbeschwerden.

Auch bei jüngeren Menschen schützt die Einnahme von 200 bis 300 mg Magnesium vor und während einer stärkeren körperlichen Anstrengung vor Muskelkrämpfen und muskulärer Erschöpfung durch die neuromuskuläre Wirkung von Magnesium.

Bei Muskelkrämpfen hilft Magnesium.

Zusammengefasst besteht die wesentliche Bedeutung von Magnesium in Folgendem:
• Reduzierung der Stressreaktion mit Vermeidung überschießender Produktion des Stresshormons Cortisol. Dadurch Einsparung energetischer Substanzen und Verringerung des Kalium- und Natriumverbrauchs, was zur Steigerung der geistigen und körperlichen Leistungsfähigkeit führt.
• Stabilisierung der Nerven- und Muskelreizbarkeit und dadurch kardinales Therapeutikum bei Herzrhythmusstörungen und Herzinfarkt.
• Förderung des Aufbaus von Knochen und Sehnen, damit Schutz vor sportbedingten Schäden.

Magnesium ist als Bestandteil verschiedener Enzyme am Kohlenhydrat- und Eiweißstoffwechsel und damit an der Bereitstellung energetischer Substanzen wie Glukose beteiligt. Diese Bereitstellung wird im Wesentlichen durch Cortisol aktiviert.

Viele Enzyme enthalten Magnesium.

Cortisol hat bekanntlich als Grundsubstanz Cholesterin, wiederum ein Beispiel für die Verknüpfung fast aller Stoffwechselvorgänge mit Cholesterin, und dies führt wieder einmal vor Augen, wie unsinnig die Forderung nach Senkung des Cholesterinspiegels ist.

Die übrigen, als Spurenelemente bezeichneten Elektrolyte stehen in keinem Zusammenhang mit Cholesterin. Zum Teil ist ihre Wertigkeit noch nicht erforscht, was die Pharmaindustrie nicht an unseriösen, grotesken Empfehlungen hindert, wobei die fantasievolle Irreführung mit »Selen« besonders ins Auge sticht und »das Geschäft mit der Gesundheit« allzu deutlich erkennen lässt.

KAPITEL 8

Die Cholesterinsenkung ist lebensgefährlich

Der Sinn dieses Buches ist es:
»den lebenserhaltenden Wert des Cholesterins klar darzustellen und auf die tödlichen Gefahren einer Senkung des Cholesterinspiegels hinzuweisen«.
Cholesterin ist, wie wir gehört haben, der Grundstoff für alle lebenserhaltenden Hormone, die den Eiweiß-, Vitamin- und Elektrolythaushalt steuern. Jede Senkung des Cholesterinspiegels kann daher zu lebensbedrohlichen Gesundheitsschädigungen führen, wobei sich folgende Schwerpunkte ergeben:

Ein zu niedriger Cholesterinspiegel kann zum tödlichen Kreislaufversagen führen.

• Jede Senkung des Cholesterinspiegels verringert durch die dadurch ausgelöste Reduzierung der Cortisolproduktion die Freisetzung der Energie liefernden Glukose. Hierdurch wird die Leistung der gesamten Muskulatur, so auch des Herzens herabgesetzt. Eine häufige Folge sind tödliches Kreislaufversagen und Herzstillstand.
• Jede Senkung des Cholesterinspiegels führt durch die dadurch bedingte Verringerung der Cortisolproduktion zu einem Kaliummangel, da das Cortisol dafür verantwortlich ist, dass für jede geistige und körperliche Leistungsanforderung die erforderliche Kaliummenge aus den Zellen herausgelöst wird. Ka-

lium ist für die Spannung der gesamten Muskulatur verantwortlich, so auch für die Leistungsfähigkeit der Skelettmuskulatur, für den Blutdruck, der von der Spannung der Gefäßmuskulatur reguliert wird, und für die Spannkraft der Herzmuskulatur. Diese lebenserhaltende, für die Herz- und Kreislauffunktion ausschlaggebende Bedeutung des Kaliums ist, soweit ich mich orientieren konnte, der Mehrzahl der Ärzte, vor allem der gegen das Cholesterin eingestellten Ärzteschaft völlig unbekannt und sicher ein wesentlicher Grund für die leichtfertige und unsachliche Einstellung zu Cholesterin. Diese Störung im Mineralhaushalt ist aber wohl die häufigste Ursache eines tödlichen Blutdruckabfalls und eines Herzstillstands nach Cholesterinsenkung.

Ärzte unterschätzen die lebenswichtige Funktion des Kaliums häufig.

• Jede anhaltende Senkung des Cholesterinspiegels führt durch die Unterversorgung der Zellen mit Cholesterin zu Funktionsstörungen der Zellen mit krebsiger Entartung. Fast alle Statistiken weisen darauf hin, dass in der Gruppe der mit Cholesterin senkenden Medikamenten behandelten Patienten eine auffallende Häufigkeit von Krebserkrankungen festzustellen war. Eine Studie (die Clofibrat-Studie) wurde wegen der massiven Häufung tödlicher Krebsentwicklungen nach Verabreichung Cholesterin senkender Medikamente vorzeitig abgebrochen.

Nach Cholesterinsenkung kommt es häufiger zu Karzinomen.

Professor Walli vom Biochemischen Institut der Universitätsklinik München-Großhadern berichtete über den stets niedrigen Cholesterinspiegel bei »allen« Krebskranken.

In diesem Zusammenhang sei nochmals auf die wiederholt erwähnte Krankheit (s. S. 28) der so genannten »angeborenen, erblichen Hypercholesterinämie«

140

hingewiesen, die fast ausnahmslos irreführend inter-
pretiert wird.
Es ist mir und vielen anderen Wissenschaftlern unverständlich, warum angesichts der geschilderten
Umstände und trotz der vielfachen warnenden Hinweise diesen Erkenntnissen keine Beachtung ge-
schenkt wird. Die geschäftstüchtige Industrie ver-
steht es, mit Millionenbeträgen alle wissenschaftlichen Erkenntnisse zu verschleiern und mit ihrem
schmutzigen Geschäft Milliardenbeträge auf Kosten
der Gesundheit der Bevölkerung einzustreichen.

Die Industrie verdient daran, dass sie die Bevölkerung gesundheitlichen Risiken aussetzt.

KAPITEL 9

Der Anti-Cholesterin-Terror der Ärzte

Geschädigte melden sich zu Wort

Lassen Sie mich noch einmal zusammenfassen: Die Cholesterin senkende Medikamente produzierende Pharmaindustrie betreibt eine Anti-Cholesterin-Propaganda, für die ihr jedes Mittel recht ist. Mit diesem Treiben erreichte sie im Jahre 2002 einen Weltumsatz von 400 Milliarden Dollar. Ein Schwarm von Vertretern überschwemmt mit entsprechenden Propagandaschriften die Arztpraxen, leider auch die pseudowissenschaftlichen so genannten Fachgesellschaften wie die Deutsche Herzstiftung, die Lipid-Liga, die Deutsche Hochdruckliga etc., die in offensichtlich völliger Unkenntnis dieses Täuschungsmanöver unterstützen. Die Ärzteschaft wird, wie »Der Spiegel« berichtet, mit Beratungs- und Referentenhonoraren in Höhe von 700 Euro bis 5000 Euro gewonnen. Das Bestechungsbestreben der Pharmaindustrie kennt keine Grenzen und ist zur Unterstützung ihrer Verkaufsinteressen an nutzlosen und gesundheitsgefährdenden Medikamenten bereits intensiv in politische Kreise eingedrungen.

Unfassbar erscheint mir die Entgleisung der Pharmaindustrie in der willkürlichen Herabsetzung des Nor-

Für die Anti-Cholesterin-Propaganda ist jedes Mittel recht.

143

Durch die Herabsetzung des Normalwertes kann man einen Großteil der Bevölkerung als krank bezeichnen.

malwertes des Cholesterins weit unter die Norm auf 200 mg/dl und niedriger. Praktisch werden dadurch 80 % der erwachsenen Bevölkerung als krank bezeichnet, die lebenslänglich einer Cholesterin senkenden Behandlung zugeführt werden müssten. Diesen Unsinn hören wir täglich von den öffentlichen Medien über Zeitungen, Fernsehsendungen und Radio. Durch mein Buch »Die Cholesterin-Lüge«, das sich als Bestseller entwickelt hat, wurde ein Ansturm an Briefen und Anfragen ausgelöst, der die geschilderten Missstände deutlich widerspiegelt. Von den weit über 500 Briefen, die mich erreichten, möchte ich zur Veranschaulichung des Gesagten einige herausgreifen und skizzieren:

Cholesterin-senkung führt zu starken Nebenwirkungen.

• Seit 15 Jahren wurden von meiner Hausärztin meine Cholesterinwerte, die zwischen 220 mg/dl und 280 mg/dl schwanken, als zu hoch bezeichnet. Sie wies auf die von der Pharmaindustrie propagierten Schriften hin, aufgrund deren Aussage ich einen baldigen Schlaganfall oder Herzinfarkt zu befürchten hätte. Diese Schreckensmeldungen bewogen mich, das von der Hausärztin beschriebene Cholesterin senkende Medikament Sortis zu nehmen. Die Nebenwirkungen in Form von Müdigkeit, Muskelschwäche und Gelenkbeschwerden waren beträchtlich. Glücklicherweise wurde ich auf Ihr Buch »Die Cholesterin-Lüge« aufmerksam, worauf ich sofort das Medikament Sortis absetzte. Schnell erholte ich mich von den Schäden. Die Hausärztin war höchst ungehalten und versuchte mich durch Schreckensprophezeiungen von meinem baldigen Tod durch Herzinfarkt zur Fortsetzung der Cholesterin senkenden Behandlung

zu bewegen. Ihre aufdringliche Art und Ihr Buch veranlassten mich schließlich, einen anderen Arzt aufzusuchen.   *Mai 2003*

• Auszug aus einem Schriftverkehr bezüglich einer
Cholesterin senkenden Behandlung:
Abschließend möchte ich mich nochmals von gan-
zem Herzen bei Ihnen bedanken. Auf Ihr Buch und
Ihr Anraten habe ich gegen den Willen meines Hausarztes das Cholesterin senkende Medikament abgesetzt. In kurzer Zeit waren die störenden Nebenwirkungen beseitigt. Ich fühle mich dank Ihrer Hilfe
»dem Leben zurückgegeben«.   *August 2004*

• Sie haben mir gewaltig geholfen. Dafür möchte
ich Ihnen Dank sagen. Seit sechs Wochen nehme ich
kein Sortis mehr. Ihr Buch »Die Cholesterin-Lüge«
zeigte ich meinem Hausarzt und meinem Apotheker.
Sie waren beide abwartender Haltung. Sie seien beide von der Apothekenumschau und einem Artikel der
Deutschen Herzstiftung auf die Notwendigkeit einer
Cholesterinsenkung und das Medikament Sortis aufmerksam gemacht worden. (Anmerkung des Autors:
Die Apothekenumschau und die Zeitschrift der Deutschen Herzstiftung sind keine wissenschaftlichen
Zeitschriften, sondern offensichtlich gesponsert von
der Pharmaindustrie, wie auch aus den 15-seitigen
Artikeln in Heft 14 und Heft 33 des Jahres 2003 der
Zeitschrift »Der Spiegel« zu ersehen.)   *August 2004*

*»Sie haben mir ge-
waltig geholfen.«*

• Nach Lektüre Ihres Buches »Die Cholesterin-
Lüge« habe ich das mir verordnete Medikament Sortis sofort abgesetzt, zumal die Nebenwirkungen mei-

nen Gesundheitszustand stark beeinträchtigten. Mein behandelnder Arzt war damit gar nicht einverstanden, aber mein wiedergewonnenes Wohlbefinden war für mich eine große Freude. *12. 09. 2004*

• Auch ich bin ein Patient, der mit Cholesterinsenkern behandelt wurde. Mein Kardiologe forderte mich auf, regelmäßig meinen Cholesterinwert feststellen zu lassen. Er müsse unbedingt unter 100 mg/dl liegen, sonst müsste die Dosierung des Medikamentes Sortis erhöht werden. Auf diese Behandlung stellten sich bei mir Schlaflosigkeit, starke Schmerzen in den Beinmuskeln und Gelenken, Kraftlosigkeit, Unwohlsein und Erinnerungslücken ein. Anfang des Jahres hörte ich eine Sendung über den Bayer-Lipobay-Skandal im Radio. Dabei wurden auch meine Beschwerden als die typischen Nebenwirkungen einer Cholesterinsenkung genannt. Daraufhin habe ich sofort die Einnahme von Sortis abgesetzt. Ca. drei Wochen später kam ich in den Besitz Ihres Buches »Die Cholesterin-Lüge«. Jetzt wurde mir klar, dass auch ich ein Opfer der Pharma-Mafia und der von ihr beeinflussten Ärzte geworden war. Vielen Dank, dass Sie dieses wundervolle Buch geschrieben haben. Jetzt geht es mir wieder wesentlich besser.

31. 03. 2003

»Auch meine Beschwerden – typische Nebenwirkungen der Cholesterinsenkung.«

• G. Sch.: Für Ihre vorbildliche Beratung möchte ich Ihnen meinen wiederholten Dank aussprechen. Sie haben mir sehr geholfen. Erst durch Ihr Buch und Ihr aufklärendes Schreiben bin ich mir der Nebenwirkungen der Cholesterinsenker richtig bewusst geworden, Muskelschwäche, Gelenkschmerzen, Un-

146

sicherheit im Gehen, Zittern, Gedächtnis- und Konzentrationsschwäche sowie nachlassende Potenz vernichteten die Freude am Leben. Nachdem ich Ihrem Rat folgend das cholesterinsenkende Medikament abgesetzt habe, fühle ich mich wieder kerngesund. Die Berichte der Deutschen Herzstiftung sind erkennbar unseriös und lassen die Steuerung durch die Anti-Cholesterin-Mafia deutlich erkennen.

30. 03. 2003

• Schreiben des Herrn W. an das ZDF wegen eines Anti-Cholesterin-Berichtes mit Reklame für die Margarinefirma »Becel«: Zu meiner großen Überraschung musste ich feststellen, dass Ihr Redakteur keine wissenschaftlichen Kenntnisse über die Wertigkeit des Cholesterins besitzt und offensichtlich auf das Täuschungsmanöver der Margarine- und Pharmaindustrie hereingefallen ist. Die kritiklose Annahme anticholesterinfanatischen Verhaltens trifft man leider zunehmend bei Ärzten an. So wurde meine 70 Jahre alte, seit Jahrzehnten gesunde Frau von einem dieser Ärzte überredet, bei einem Cholesterinspiegel von 270 mg/dl einen Cholesterinsenker zu nehmen. Die Nebenwirkungen waren erheblich und veranlassten mich, nach wissenschaftlichen Unterlagen zu suchen. Hierbei kam mir das Buch von Prof. Hartenbach, wohl ein hervorragender Kenner dieser Problematik, mit dem Titel »Die Cholesterin-Lüge« in die Hände. Das Buch ist so überzeugend, dass meine Frau sofort den Cholesterinsenker absetzte und sich befreit von den quälenden Nebenerscheinungen sah, gleichzeitig mit lebensfreudiger Grundstimmung.

14.03.2003

Zahlreich sind die gesponserten Anti-Cholesterin-Berichte im Fernsehen.

147

Über Cholesterin herrscht erschreckende Ignoranz.

• Ein bekannter Nahrungsmittelchemiker schreibt Folgendes: Was den wiederholt veröffentlichten Cholesteringrenzwert von 200 mg/dl betrifft, so kennzeichnet dies unwissenschaftliches Denken. In allen bekannten wissenschaftlichen Arbeiten wird der normale Durchschnittswert mit 275 mg/dl plus minus 10% angegeben.

Die heute anzutreffende Ignoranz ist ein Mangel in unserer Wissenschaft, die von einer daran interessierten Industrie auf vielen Gebieten gesteuert wird.

07.04.2003

• G. Schr.: Mit großem Interesse habe ich als Betroffene Ihr Buch »Die Cholesterin-Lüge« gelesen. Ich muss Ihnen meine Anerkennung aussprechen, dass Sie sich nicht gescheut haben, die Profitgier der Pharmaindustrie aufzudecken. Nach Einnahme von Atorvastatin bekam ich rechtsseitige Schmerzen im Brustkorb, die zunehmend stärker wurden. Natürlich habe ich diesen Cholesterinsenker sofort abgesetzt.

Ausnahmslos ruft eine Cholesterinsenkung starke Gesundheitsschäden hervor.

Mein Hausarzt steht unter dem Einfluss der Propagandaschriften der amerikanischen Pharmaindustrie und wollte mich bewegen, durch Ausmalen meines baldigen Todes, wenn ich den Senker absetzen würde, den Senker lebenslang zu nehmen. Nach Lektüre Ihres Buches habe ich aber sofort und für immer den Cholesterinsenker abgesetzt und fühle mich seither gesundheitlich wohlauf. *10.12.2003*

• Ich bin 56 Jahre alt und mein Cholesterinspiegel beträgt 210 mg/dl. Mein Hausarzt drängte auf Einnahme von Cholesterin senkenden Medikamenten. Ich weigerte mich jedoch, diesem Rat zu folgen und suchte mehrere Ärzte auf. Alle äußerten gleichermaßen, wenn ich mich weigere, einen Cholesterinsenker einzunehmen, dann müsse ich mit einem baldigen Schlaganfall oder Herzinfarkt rechnen. Ihr Buch »Die Cholesterin-Lüge« mit den Arbeiten weltbekannter Wissenschaftler imponiert durch den offensichtlich soliden wissenschaftlichen Aufbau, sodass ich mich nicht der Gefahr erheblicher Gesundheitsschäden durch Cholesterinsenker aussetzten werde.

12.03.2004

• Wir haben Ihr Buch »Die Cholesterin-Lüge« gelesen und haben daraufhin die von unserem Hausarzt empfohlene Behandlung mit dem Cholesterinsenker »Zocor« abgesetzt. Auf die mir vorgelegten cholesterinfeindlichen Artikel der Apothekenumschau und der Lipid-Liga habe ich unverzüglich mit beiden korrespondiert. Von der Lipid-Liga erhielt ich folgende Antwort: »Gegen Professor Hartenbach ist eine berufsaufsichtliche Beschwerde beim Ärztlichen Kreis- und Bezirksverein München der Bayerischen Ärztekammer eingeleitet worden.«

Pseudowissenschaftliche Verbände sind häufig höchst unseriös.

(Anmerkung des Autors: Diese Behauptung der Lipid-Liga ist frei erfunden und charakterisiert das bekannte primitive Niveau dieses Vereins. Ich habe sofort schriftlich beim Ärztlichen Kreis- und Bezirksverein München der Bayerischen Landesärztekammer nachgefragt und vom Vorsitzenden, Dr. Kunze, folgende Antwort erhalten:
»Bei unserer letzten Sitzung habe ich diesbezüglich nachgefragt und kann Ihnen mitteilen, dass keine wie auch immer gearteten Aktivitäten seitens der Lipid-Liga eingeleitet bzw. vorgesehen sind, Ihnen in

irgendeiner berufsrechtlichen Art und Weise entgegenzutreten.«) *03.03.2004*

• H. W. Gr.: Kürzlich fiel mir Ihr Buch »Die Cholesterin-Lüge« in die Hände. Es ist faszinierend. Als Be-
troffener, täglich mit 20 mg Sortis gefüttert, kenne ich
die durch Cholesterinsenker ausgelösten schmerzhaften Nebenerscheinungen. Meine Ärzte hatten aber
ausnahmslos kein Verständnis für Klagen dieser Art.
Sie alle waren eingeschworen auf Cholesterinsenkung als dringend erforderliche Maßnahme zur Verhütung von Infarkten und Schlaganfällen. Wissenschaftliche Belege konnten sie jedoch nicht vorlegen.
Können Sie mir einen kenntnisreichen, vertrauens-
würdigen Kardiologen nennen? *22.03.2003*

*Auch bei nied-
rigen Cholesterin-
werten werden
Cholesterinsenker
verschrieben.*

• R. W.: Seit Juli 2002 muss ich wegen angeblich zu
hohem Cholesterin (180 mg/dl) Sortis 20 mg täglich
schlucken. Als ich nach drei Monaten das Cholesterin senkende Sortis wegen der Nebenerscheinungen
absetzte, reagierte meine Hausärztin sehr ungehalten und sagte: »Wenn Sie nicht sofort wieder Sortis
nehmen, müssen Sie sterben, denn Menschen mit
diesem Cholesterinspiegel hatten nur in Kriegszeiten
durch den Mangel an ausreichender Ernährung eine
Chance zu überleben.« Aus Angst nahm ich wieder
Sortis. Mir ging es darauf von Woche zu Woche
schlechter. Ich wurde kraftlos, hatte Beinschmerzen
und Muskelschwund. Glücklicherweise kam ich in
den Besitz Ihres Buches »Die Cholesterin-Lüge«, was
mich veranlasste, die Anti-Cholesterin-Tabletten in
den Müll zu werfen und nach einem anderen Arzt
Ausschau zu halten. *16.06.2003*

• I. Sch.: Im Alter von 24 Jahren wurde bei mir ein Cholesterinspiegel von 380 mg/dl festgestellt. Da ich aber ein ziemlicher Tablettenmuffel bin, habe ich das mir damals verordnete Cholesterin senkende Medikament nie genommen. Heute, zehn Jahre später, sah sich eine Ärztin, die ich wegen einer Unpässlichkeit aufsuchte, veranlasst, erneut den Cholesterinspiegel zu messen, der weiterhin 380 mg/dl betrug, und wiederum wollte die Ärztin mir ein Cholesterin senkendes Medikament verordnen. Als ich mich kritisch äußerte, reagierte die Ärztin ziemlich unwirsch und meinte, sämtliche Studien bewiesen die Schädlichkeit des Cholesterins.

In Kenntnis Ihres Buches »Die Cholesterin-Lüge« und der dort angegebenen Weltliteratur betrachte ich die Haltung der Ärztin, die sich auf keine Diskussion einlässt, als ignorant und arrogant. Leider scheint diese Haltung bei einem großen Teil der Ärzte heute üblich. Jedenfalls lasse ich micht nicht auf wissenschaftlich unbelegte Anordnungen von Ärzten ein.

Ein Großteil der Ärzte weiß wenig über Cholesterin.

24.06.2003

• Ein Filmemacher: Mit großem Interesse habe ich Ihr Buch »Die Cholesterin-Lüge« gelesen. Ich habe einschließlich meines Hausarztes bisher nur Ärzte getroffen, die bei meinem angeblich erhöhten Cholesterinwert von 270 mg/dl mir sofort Cholesterinsenker verschreiben wollten.

Da ich von Beruf Filmemacher bin, habe ich darüber nachgedacht, ob dieses wichtige Thema nicht Gegenstand einer Dokumentation sein sollte. Darüber würde ich mich gerne mit Ihnen unterhalten.

23.06.2003

Mein Arzt war mit meiner Handlungsweise gar nicht einverstanden.

• A. R.: Vor etwa drei Wochen habe ich mir Ihr Buch »Die Cholesterin-Lüge« gekauft, mit großem Interesse gelesen und daraufhin sofort meine Behandlung mit Cholesterin senkenden Tabletten beendet. Mein behandelnder Arzt war mit meiner Handlungsweise gar nicht einverstanden, war aber sichtlich verunsichert wegen meiner ständig steigenden Schmerzen in den Beinen und der Wirbelsäule, die nach Abbruch der Behandlung wieder verschwanden. *29.07.2003*

• H. K.: Zunächst möchte ich für die Aufklärung danken, die Sie mir durch Ihr Buch »Die Cholesterin-Lüge« gegeben haben. Im Rahmen einer Vorsorgeuntersuchung wurde mein Cholesterinspiegel gemessen und mit einem Wert von 240 mg/dl als zu hoch befunden. Die Einstellung meiner Hausärzte hätte mein Leben vernichtet, aber nach den ersten Nebenerscheinungen und dem Lesen Ihres Buches setzte ich sofort die Cholesterin senkende Behandlung ab. Gleichzeitig verfasste ich ein Rundschreiben, um auf die Nutzlosigkeit und Lebensgefährdung einer Anti-Cholesterin-Behandlung aufmerksam zu machen. Das Rundschreiben lege ich bei und beglückwünsche Sie zu Ihrer Entscheidung, sich dem gefährlichen Treiben der Pharmaindustrie entgegenzustellen. *15.07.2003*

• A. St.: Ihr Buch »Die Cholesterin-Lüge« ist nutzvoll, wissenschaftlich klar untermauert und daher überzeugend. Ihrer wissenschaftlichen Arbeit steht eine Anti-Cholesterin-Mafia mit geschäftsorientierter Irreführung der Bevölkerung gegenüber. In diesem unseriösen Treiben sind das Fernsehen und die so genannten Fachverbände wie Apothekenumschau, Lipid-Liga, Arteriosklerosegesellschaften und die Deutsche Herzstiftung eingespannt. Ihr Buch bringt eine gute Übersicht über das geschäftsorientierte Vorgehen der öffentlichen Medien und der oben erwähnten »Fachgesellschaften«, was mich veranlasst, jede Gelegenheit zu nutzen, andere darauf aufmerksam zu machen. *16.07.2003*

• I. F.: Von einer Bibliothek wurde ich auf Ihr Buch »Die Cholesterin-Lüge« aufmerksam gemacht. Meine Cholesterinwerte schwanken zwischen 260 mg/dl und 280 mg/dl. Eine Cholesterin senkende Behandlung habe ich abgelehnt. Immer wieder werde ich von meinem Hausarzt bedrängt: »Wenn Sie die Cholesterin senkenden Tabletten nicht nehmen, gehen Sie ein großes Risiko ein.«
Diese Haltung charakterisiert in meinen Augen Unkenntnis, und ich bin froh, dass es Ärzte gibt wie Sie, die den Menschen sehen und nicht den Profit.
19.08.2003

»Ohne Cholesterinsenkung gehen sie ein großes Risiko ein!«

• E. van de L.: Nachdem ich Ihr Buch »Die Cholesterin-Lüge« begeistert gelesen habe und mit 69 Jahren ohne Beschwerden bin, meine Schwestern mit 62, 67 und 68 Jahren sich bester Gesundheit erfreuen, meine Mutter 95 Jahre alt wurde, habe ich mich bisher geweigert, den Ratschlägen meiner Ärzte zu folgen und wegen eines Cholesterinspiegels von 220 mg/dl Cholesterinsenker zu schlucken. Trotz der weltweiten, mit hohen Summen von der Pharmaindustrie, Zeitungen und Fernsehen betriebenen Reklame, Cholesterin zu verteufeln und die Ärzte mit der Behauptung irrezuführen, »Cholesterin sei die Ursache von Arteriosklerose und Schlaganfall«, kann ich dieser cholesterinfeindlichen Aktion nicht folgen, da nach meiner Kenntnis alle wissenschaftlichen Faktoren dagegen sprechen, und ernst zu nehmende medizinische Publikationen, wie die von Kurt Lauben, Bert Ehgartner, Udo Pollmer und Lynne M. Taggart, um nur einige herauszugreifen, vertreten voll die in Ihrem Buch dargelegte Wertung. *24.01.2003*

»Trotz angeblich erhöhter Cholesterinwerte erfreue ich mich bester Gesundheit.«

• T. D.: Mit großem Interesse habe ich Ihr Buch »Die Cholesterin-Lüge« gelesen. Seit man bei mir im 28. Lebensjahr angeblich erhöhte Cholesterinwerte entdeckte, lebe ich mit dem Damoklesschwert über meinem Kopf, einem baldigen Herzinfarkt zu erliegen. Allerdings weigerte ich mich, dem Ansturm meiner Ärzte nachzugeben und Cholesterin senkende Medikamente einzunehmen. Inzwischen bin ich 57 Jahre und erfreue mich bester Gesundheit. Meine Großmutter starb mit 83 Jahren, mein Großvater mit 90 Jahren, und der Bruder meiner Mutter ist 85 Jahre und kerngesund. Trotz dieser beruhigenden Familienanamnese drängte mein Hausarzt, das Cholesterin senkende Medikament Sortis zu nehmen, da mein Cholesterinspiegel mit 200 mg/dl einen baldigen Herzinfarkt erwarten lässt. Kurze Zeit nach Einnahme von Sortis fühlte ich mich müde, alt und schlapp, was mich veranlasste, das Cholesterin senkende Medikament abzusetzen, nachdem ich Ihr Buch »Die Cholesterin-Lüge« gelesen habe.

14.08.2003

• H. von H.: Nachdem ich Ihr Buch »Die Cholesterin-Lüge« gelesen habe und in den Büchern von Uffe

Ravonkov und Udo Pollmer die gleichen Aussagen antraf, habe ich sofort das mir verordnete Cholesterin senkende Medikament Zocor abgesetzt, zumal mich vorher bei bestem Wohlbefinden mein Cholesterinspiegel von 270 mg/dl nicht irritierte. Mein Arzt ist darüber sehr verärgert, aber gegen meinen Vorwurf: »Es handelt sich doch nur um eine üble Geldmacherei der Margarine- und Pharmaindustrie«, wusste er keine überzeugende Antwort. *23.09.2003*

• O. P.: Ich habe mir Ihr Buch »Die Cholesterin-Lüge« besorgt und sofort den mir verschriebenen Cholesterinsenker abgesetzt. Unter der Behandlung mit dem Cholesterin senkenden Medikament plagten mich Muskelschmerzen, Müdigkeit und Abgeschlagenheit. Nach Absetzen des Cholesterinsenkers verschwanden die Symptome. *26.09.2003*

• J. Kr.: Ich bin 75 Jahre alt und war bis vor 16 Jahren Rennrodler, wobei ich den 10. Platz bei der Weltmeisterschaft erreichte. Heute bin ich noch sehr sportlich aktiv und begeisterter Radfahrer (über 10 000 km im Jahr). Mein Cholesterinspiegel von 240 mg/dl war Anlass für meinen Hausarzt, mir ein Cholesterin senkendes Medikament zu verordnen. Meiner Meinung nach ist der Arzt von dem allgemeinen Anti-Cholesterin-Rummel beeinflusst, für den es keine wissenschaftlichen Grundlagen gibt und der jeden Patienten zum Dauerpatienten macht, ein einträgliches Geschäft. Meine Ansicht verstärkte sich, nachdem ich Ihr wissenschaftlich untermauertes Buch »Die Cholesterin-Lüge« gelesen habe. Den Cholesterinsenker habe ich sofort abgesetzt. *25.09.2003*

»Mein Arzt ist von dem allgemeinen Anti-Cholesterin-Rummel beeinflusst.«

155

»Ich kündige meine Mitgliedschaft in der Deutschen Herzstiftung!«

• Ein Schreiben an die Deutsche Herzstiftung. L. P.: Nachdem Ihr Vorstandsmitglied Prof. Dr. med. Helmut Gohlke glaubt, das Buch von Prof. Hartenbach »Die Cholesterin-Lüge« offensichtlich ohne die geringsten Sachkenntnisse und gesponsert von der Pharmaindustrie in geradezu primitiver Art in Ihrer Zeitschrift »Herz heute« vom 02.2003 angreifen zu müssen, kündige ich ab sofort meine Mitgliedschaft. Ihre Redaktion sollte sich vorher sehr genau überlegen, ob sie Prof. Dr. Walter Hartenbach in der gebotenen Form verunglimpfen darf, der als einer der wenigen es wagt und wagte, auf der Basis der Weltliteratur und eigener Untersuchungen mit Wahrheiten aufzuklären und den Schwindel mit der Anti-Cholesterin-Propaganda der Pharmaindustrie, mit dem sie Milliarden auf Kosten der Gesundheit der Bevölkerung verdient, aufzudecken. Da Sie offenbar beschlossen haben, sich an diesen Machenschaften zu beteiligen, haben Sie und Ihre Organisation mein Vertrauen verloren. (Anmerkung des Autors zur Herzstiftung: Die Deutsche Herzstiftung ist als ein von der Pharmaindustrie gesponserter, meiner Meinung nach unseriöser Propagandist der Anti-Cholesterin-Reklame bekannt, die unter dem Deckmantel »Herzstiftung« Seriosität vortäuschen will.) *26.09.2003*

• B. R.: Anlässlich eines ärztlichen Besuchs überprüfte der Hausarzt, wie es heute durch den Medienlärm mit dem Cholesterin üblich ist, meinen Cholesterinspiegel. Der Wert von 320 mg/dl erschien dem Arzt viel zu hoch, sodass er mir einen Cholesterinsenker verschrieb. Nach kurzer Zeit fühlte ich mich unwohl, müde, kraftlos. Zufälligerweise erfuhr ich von Ihrem Buch »Die Cholesterin-Lüge«, das ich mir sofort besorgte. Nachdem ich Ihr Buch gelesen hatte, setzte ich den Cholesterinsenker sofort ab und teilte dies dem Hausarzt mit. Der Arzt meinte, ich müsse jetzt in Kauf nehmen, bald an einem Herzinfarkt oder Schlaganfall zu sterben. Von Ihrem Buch erzählte ich ihm nichts, da ich überzeugt war, dass dieser Arzt ohne diesbezügliche Kenntnisse zu sehr unter dem Einfluss der Anti-Cholesterin-Mafia stand.

»Mein Arzt meinte, dass ich nun bald an Herzinfarkt oder Schlaganfall sterben würde.«

04.11.2003

• In Ergänzung meines ersten Briefes möchte ich noch betonen, dass ich bei allen bisherigen Heilkuren und Reha-Maßnahmen mich ständig mit den dort tätigen Ärzten bezüglich meines angeblich zu hohen Cholesterinwertes streiten musste. Auf die Aussage einer Ärztin: »Dann müssen Sie sterben« antwortete ich mit dem lapidaren kurzen Satz: »Sie auch.« Dann war Stille.   *12.11.2003*

• Ein Schreiben an die Apothekenumschau. Dipl.-Ing. H. H.:
Die Gefährlichkeit der Statine wird überall betont. Ich habe dieser Tage das Buch »Die Cholesterin-Lüge« von Prof. Dr. W. Hartenbach gelesen. Ich empfehle Ihnen dringend die Lektüre dieses Buches. Denn die von Ihrer Apotheker-Broschüre veröffentlichten Cholesteringrenzwerte haben keine wissenschaftliche Basis, sondern entsprechen den Fehlangaben der Anti-Cholesterin-Mafia, bestehend in erster Linie aus der Margarine- und Pharmaindustrie, die mit ihren irreführenden Publikationen über Cholesterin Milliarden verdient. Mit ihrer frei erfundenen

Cholesterin-Hypothese bezeichnet diese Mafia 80 % der erwachsenen Bevölkerung als krank, die einer Cholesterin senkenden Behandlung zugeführt werden müsse.

Betrachtet man die gefährlichen Nebenwirkungen einer Cholesterinsenkung, so wird durch diese »schmutzige« (Prof. Holtmeier) Art, mit Cholesterin Geld zu verdienen, praktisch die Gesundheit der gesamten Bevölkerung aufs Spiel gesetzt. *15.11.2003*

»Über Ihr Buch wollte keiner der Ärzte sprechen.«

• A. S.: Ihr Buch »Die Cholesterin-Lüge« veranlasste mich, erstmals meinen Cholesterinwert überprüfen zu lassen. Das Ergebnis 160 mg/dl fand der erste Arzt vorzüglich. Das zweite Ergebnis 190 mg/dl fand der zweite Arzt gleichfalls vorzüglich. Über Ihr Buch wollte keiner der Ärzte sprechen. Einer der Ärzte antwortete lediglich, »sie hätten es anders gelernt«. Genauere Angaben konnte er mir allerdings nicht machen. Nachdem ich mehrere Bücher über Cholesterin gelesen habe, stellte ich fest, dass die meisten Ärzte auf diesem Gebiet keinerlei Kenntnisse besitzen, aber voll eingefangen sind von den verlogenen Propagandaschriften der Pharmaindustrie. *02.11.2003*

• D. N.: Zu Ihrem Buch »Die Cholesterin-Lüge« beglückwünsche ich Sie. Die Arbeiten Ihrer Kollegen Prof. Holtmeier und Prof. Immich waren mir schon bekannt. Nach dem Lesen Ihres Buches mit den klaren wissenschaftlichen Aussagen habe ich mein Cholesterin senkenden Medikament Sortis sofort abgesetzt. Meine Ärzte weigerten sich, hierüber zu diskutieren, da sie offensichtlich überhaupt keine Cholesterinliteratur kannten. *12.11.2003*

• R. D.: Ihr Buch »Die Cholesterin-Lüge« habe ich mit großem Interesse gelesen und anschließend das mir verordnete Cholesterin senkende Medikament abgesetzt, zumal die Nebenwirkungen unerträglich wurden. Mein Kardiologe, der meinen Cholesterinspiegel von 200 mg/dl als zu hoch bezeichnete, antwortete mir:»Ihr Cholesterinspiegel führt mit Sicherheit zum baldigen Herzinfarkt.«

Den Menschen Schrecken einzujagen, um eine fragwürdige, aber Geld bringende Therapie durchzusetzen, scheint vielen Ärzten nahe zu liegen, wie schon Prof. Holtmeier feststellt und es als »das schmutzige Geschäft mit dem Cholesterin« bezeichnet.

27.11.2003

• Brief eines Lesers an den Bayerischen Rundfunk wegen der Kritik der Redakteurin Frau Dr. Koch an dem Buch »Die Cholesterin-Lüge«. P. G.:

Wenn Sie in Ihrer Sendung an dem Buch »Die Cholesterin-Lüge« von Prof. Dr. Walter Hartenbach Kritik üben wollen, aber, wie Sie angaben, sich weigern, das Buch zu lesen, dann sind Ihre Aussagen hierzu wertlos. Es wiederholt sich, dass das Fernsehen mit so genannten »Informations-Sendungen« gefahrvolle Desinformation betreibt. Mit Millionenbeträgen organisiert die Margarine- und Cholesterin senkende Medikamente produzierende Pharmaindustrie Fehlorientierung der Ärzte auf dem Gebiet des Cholesterins und Sie unterstützen in Ihren Rundfunksendungen dieses Täuschungsmanöver. *04.12.2003*

Auch das Fernsehen betreibt Desinformation.

• Dr. Ch. H.: Am 20.12.1992 wurde bei mir ein Schlaganfall ohne röntgenrelevanten Befund diagnos-

tiziert. Man beschuldigte einfach die Cholesterinwerte, die mit 270 mg/dl gerade den normalen Durchschnittswert darstellten. Trotz fehlender spezifischer
Befunde wurden mir sofort Cholesterin senkende
Medikamente verordnet. Bei einer so genannten Ab-
schlussuntersuchung traf der behandelnde Arzt, Prof.
Hacke, auf einen Cholesterinwert von 196 mg/dl.
Trotz des niederen Wertes und der klinischen Be-
fundlosigkeit drängte Prof. Hacke auf weiteres Ein-
nehmen des Cholesterin senkenden Präparates Sortis 10 mg täglich. Inzwischen habe ich Ihr Buch
»Die Cholesterin-Lüge« gelesen. Die darin vorgelegten Fakten und die wissenschaftlich untermauerten
Argumente haben mich völlig überzeugt. Deshalb
wehre ich mich, vor allem bei meinem niedrigen
Cholesterinspiegel von 196 mg/dl, wieder ein Cholesterin senkendes Statinpräparat mit den erheblichen
Nebenwirkungen zu nehmen. Meine Haltung rief
bei den behandelnden Ärzten völliges Unverständ-
nis hervor und man entfesselte geradezu einen Psychoterror, um die weitere Einnahme von Sortis zu
erzwingen. Hartnäckig weigerte ich mich, den ärztlichen Anordnungen zu folgen, zumal keiner der
befragten Ärzte mir eine überzeugende Literatur für
seine Aussagen nennen konnte. *28.11.2003*

Psychoterror entfesselt, um die Einnahme von Sortis zu erzwingen.

• P. X.: Vor drei Jahren habe ich einen Schlaganfall
erlitten, dessen diagnostische Symptome nicht überzeugend waren. Das einzige, den Arzt störende Merk-
mal war ein angeblich erhöhter Cholesterinspiegel
von 324 mg/dl. Sofort wurde das Cholesterin senkende Medikament Sortis verordnet. Die sich auf die
Einnahme von Sortis einstellenden Muskelschmer-

zen waren so erheblich, dass Sortis abgesetzt wurde. Der Arzt verordnete daraufhin das Medikament »Simva-Hexal«. Doch auf dieses Medikament stellte sich eine erhebliche Minderung meiner geistigen und körperlichen Leistungsfähigkeit ein. Als ich Ihr Buch »Die Cholesterin-Lüge« in die Hände bekam, habe ich gegen den Protest der Ärzte alle Cholesterinsenker abgesetzt und fühle mich wieder wohlauf. *08.01.2004*

• E. M.: Auf Ihr Buch »Die Cholesterin-Lüge« habe ich mit der Einnahme der mir verordneten Cholesterin senkenden Medikamente sofort aufgehört. Das Buch war mir von einem mir befreundeten Biologie- und Chemielehrer empfohlen worden, dessen Kenntnis er für lebensnotwendig hielt. Auch ich war von dem Inhalt begeistert, habe es mehrfach gekauft und an Freunde und Bekannte verteilt. Dort hat es wie eine Bombe eingeschlagen. *16.01.2004*

»Ihr Buch war mir empfohlen worden.«

• K. S.: Auf Ihr Buch »Die Cholesterin-Lüge« und Ihr freundliches aufklärendes Schreiben habe ich das mir von meinem Hausarzt verordnete Cholesterin senkende Medikament Sortis abgesetzt. Nach einem halben Jahr bedrängte mich der Hausarzt wegen meines angeblich zu hohen Cholesterinspiegels von 230 mg/dl, sofort wieder Sortis nehmen zu müssen, bis die Cholesterinwerte unter 100 mg/dl gesenkt seien, was ich aber ablehnte. *28.12.2003*

• P. K.: Durch Ihr Buch »Die Cholesterin-Lüge« und der mir von Ihnen zugeschickten Übersicht der Weltliteratur hat sich mein Zweifel an dem mir von meinem Hausarzt empfohlenen Cholesterin senkenden Medikament Sortis verstärkt, sodass ich die Behandlung abbrach. Die mich behandelnden Ärzte zeigten ganz offensichtlich völlige Unkenntnis in der Wertung des Cholesterins. Sie schienen völlig unter dem Eindruck des geschäftsorientierten Täuschungsmanövers der Pharmaindustrie zu stehen, dem sie kritiklos folgten, sodass ich von weiteren diesbezüglichen Beratungen Abstand genommen habe. *23.02.2004*

Zusammenfassung des Inhalts der Leserbriefe

Ausnahmslos: ein wahrer Anti-Cholesterin-Fanatismus bei den aufgesuchten Ärzten

Ausnahmslos wurde mir in allen Briefen mitgeteilt, dass bei den aufgesuchten Ärzten ein wahrer Anti-Cholesterin-Fanatismus anzutreffen sei. Die Patienten, die sich einer Cholesterin senkenden Behandlung widersetzen wollten oder Zweifel an deren Wirksamkeit äußerten, wurden durchwegs mit Bemerkungen terrorisiert, wie:»Sie haben einen baldigen tödlichen Schlaganfall oder Herzinfarkt zu erwarten, wenn sie nicht sofort eine Cholesterin senkende Behandlung beginnen oder diese absetzen«.

Die Höhe des Cholesterinspiegels spielte offensichtlich bei diesen Ärzten keine Rolle.

Die Höhe des Cholesterinspiegels spielte offensichtlich bei diesen Ärzten, die auf eine Cholesterin senkende Behandlung drängten, keine Rolle. Es war gleichgültig, in welcher Größenordnung sich der Cholesterinspiegel bewegte. Ab 150 mg/dl wurde er bereits als überhöht bezeichnet, man müsse sofort mit einer Cholesterin senkenden Behandlung beginnen, und bei Ablehnung derselben mit der Drohung des unmittelbar bevorstehenden tödlichen Schlaganfalls

162

oder Herzinfarkts reagiert. Um den Patienten auf Dauer zu behalten oder die Cholesterin senkende Behandlung sofort beginnen zu können, wird stets angegeben, dass der Cholesterinspiegel auf unter 100 mg/dl gesenkt werden müsse. Dass Werte unter 100 mg/dl stets lebensbedrohend, sogar tödlich sein können, ist wohl keinem dieser zahlreichen anticholesterinfanatischen Ärzte bekannt oder sie übersehen aus Geschäftsgründen diese Tatsache.

Überprüft man diese Ärzte, verlangt man von ihnen – auch bei Angabe der von mir zusammengestellten Weltliteratur über die Wertigkeit des Cholesterins – ihrerseits Angaben zu der Literatur, auf die sie sich berufen, oder bittet man um ein Foto des histologischen Befundes eines cholesterinfiltrierten Gefäßes von Patienten mit Arteriosklerose, Herzinfarkt oder Schlaganfall, so schweigen diese Ärzte.

Verlangt man wissenschaftliche Begründungen, so schweigen diese Ärzte.

Interessant sind auch die Zuschriften der Leser über ihre Erfahrungen mit den pseudowissenschaftlichen, gegen Cholesterin eingestellten Zeitungen und Verbänden wie der Apothekenumschau, der Deutschen Herzstiftung und der Lipid-Liga, um nur einige herauszugreifen. Die Lipid-Liga verstieg sich ja sogar einem meiner Leser gegenüber zu der Behauptung, »gegen Prof. Hartenbach läge eine berufsaufsichtliche Beschwerde beim Ärztlichen Kreis- und Bezirksverband München der Bayerischen Landesärztekammer vor«. Selbstverständlich habe ich sofort nachgefragt und erhielt von dem 1. Vorsitzenden des Verbands, Herrn Prof. D. Kunze, am 2. April 2004 folgende Antwort, die ich hier in vollem Wortlaut wiedergeben möchte: »Bei unserer letzten Sitzung habe ich diesbezüglich nachgefragt und kann Ihnen mitteilen, dass keine wie auch immer gearteten Aktivitäten seitens der Lipid-Liga eingeleitet bzw. vorgesehen sind, Ihnen in irgendeiner berufsrechtlichen Art und Weise entgegenzutreten.«

Auffällig: Zielwerte für das Cholesterin ständig nach unten korrigiert.

Das Zentralinstitut für kassenärztliche Versorgung in der Bundesrepublik Deutschland schrieb mir: »Es ist in der Tat auffällig, dass in den vergangenen Jahren die zu erreichenden Zielwerte für das Cholesterin ständig nach unten korrigiert wurden, damit ein immer größerer Teil der Bevölkerung behandlungsbedürftig erscheint.«

Viele Leser fragen mich natürlich auch nach der Adresse eines entsprechend kenntnisreichen Arztes. Bekannt ist, dass die Ärzteschaft mit hochbezahlten manipulierten und daher irreführenden Anti-Cholesterin-Reklamen überschwemmt wird, begleitet von dem Massenversuch der Bestechung unterschiedlichster Art, worüber wie schon erwähnt die Zeitschrift »Der Spiegel« in zwei 15-seitigen Artikeln in Heft 14 und Heft 33 des Jahres 2003 ausführlich berichtet hat.

Von dem Anti-Cholesterin-Rummel sind normalerweise die Universitätskliniken und und die großen Krankenhäuser nicht erfasst.

Von dem Anti-Cholesterin-Rummel sind normalerweise die Universitätskliniken und die großen Krankenhäuser nicht erfasst, sodass ich den Rat geben kann, bei Arztwechsel diese dort arbeitenden Ärzte aufzusuchen.

Anfangs wurden die kontroversen Diskussionen noch in der in Universitätskreisen üblichen freundlichen Weise durchgeführt. So konnte ich die profilierten Herren Prof. Schettler, Heidelberg, und Prof. Schwandt, München, von der Gegenseite als mit ihnen freundschaftlich verbunden bezeichnen. Viele

habe ich auf den Kongressen zum Verstummen gebracht, sodass die industriell gesponserten »Choles-
terintagungen« an der Universitätsklinik München-
Großhadern eingestellt wurden.
Dieses sehr umkämpfte Kapitel schließe ich mit der
Wiederholung der Worte des weltbekannten Wissenschaftlers Prof. Dr. H. J. Holtmeier: »Es ist keine
Frage, dass das Geschäft mit dem Cholesterin zu
den schmutzigsten Geschehnissen des »Dollarismus«
zählt.

Immerhin kann ich von mir behaupten, dass ich
in jahrzehntelangem Engagement und u. a. mit meinem Buch »Die Cholesterin-Lüge« versucht habe,
das »Geschäft mit dem Cholesterin« zu torpedieren.
Es freut mich, dass ich sicher Tausenden von Menschen geholfen habe, sich von den Statinen zu be-
freien, deren Nebenerscheinungen mir regelmäßig
wie folgt beschrieben wurden: Kraftlosigkeit, Mus-
kelschmerz, Gelenkbeschwerden, Konzentrations-
mangel, Müdigkeit, Herabsetzung der geistigen und
körperlichen Leistungsfähigkeit, Impotenz, mitunter
Anlass der Aufgabe der beruflichen Tätigkeit. Und es
ist mir ein Anliegen diesen notwendigen Kampf für
die Gesundheit der Menschen weiterzuführen.

*Seit vielen Jahr-
zehnten versuche
ich »das Geschäft
mit dem Cho-
lesterin« zu tor-
pedieren.*

SCHLUSSWORT

Die falsche Darstellung des Wertes von Cholesterin durch die Margarineindustrie und die Cholesterin senkende Medikamente produzierende Pharmaindustrie wird von sämtlichen seriösen, in diesem Buch namentlich genannten (Ernährungs-)Wissenschaftlern als das größte Täuschungsmanöver des Jahrhunderts bezeichnet. An dieser Irreführung der Bevölkerung beteiligen sich zunehmend kritiklos die öffentlichen Medien, von der genannten Industrie bezahlte medizinische Zentralstellen, eine Vielzahl von medizinisch unzureichend ausgebildeten Ärzten und pseudowissenschaftlichen, so genannten medizinischen Verbänden wie die Lipid-Liga, die Arteriosklerosegesellschaften und ähnliche Gesundheitsverbände, die sich ausnahmslos außerhalb wissenschaftlicher Erkenntnisse bewegen.

Das Täuschungsmanöver des Jahrhunderts

Seit über 50 Jahren wird die Welt ununterbrochen mit Statistiken, vorwiegend aus Amerika überschwemmt, die von der Profit suchenden Margarine- und Pharmaindustrie mit Millionenbeträgen (50 bis 75 Millionen Euro pro Statistik) erstellt und entsprechend den Wunschvorstellungen der zahlenden Auftraggeber manipuliert werden.

Die irreführenden Statistiken kommen vor allem aus den USA.

In den Statistiken fehlt die Überprüfung aller mit Cholesterin zusammenhängender Stoffwechselfakten, die in den wesentlichen Punkten den Statistikern

Die Bedeutung des Cortisols wird verkannt.

offensichtlich nicht bekannt sind. So fehlt eindeutig das Wissen um die Bedeutung, ja sogar um die *Existenz* des Stresshormons Cortisol, das sich aus Cholesterin entwickelt und alle wesentlichen Stoffwechselvorgänge steuert. Diese Unwissenheit findet man, wie ich mich überzeugen konnte, auch bei Ärzten hohen akademischen Ranges.

Cholesterin ist ein wertvoller, vielleicht der wertvollste Baustein des Körpers. Cholesterin ist in jeder Form und Größenordnung gesundheitserhaltend und ohne Einfluss auf die Entwicklung einer Arteriosklerose oder eines Herzinfarkts.

Cholesterin ist am gesamten Stoffwechselgeschehen, am Eiweiß-, Hormon-, Elektrolyt- und Vitaminhaushalt sowie an der Freisetzung aller energetischen Substanzen beteiligt. Es gibt nicht eine einzige Situation, die eine Senkung des Cholesterinspiegels rechtfertigen könnte, im Gegenteil, jede Senkung ist gefährlich, leider oft tödlich.

Vergeblich kämpft die Wissenschaft gegen die falsche Darstellung des Cholesterins durch die Industrie und der weltbekannte Forscher Prof. Borgers schreibt in seinen Büchern: »Es ist aussichtslos, den betrügerischen Machenschaften der Margarine- und Pharmaindustrie wirkungsvoll zu begegnen«, denn durch die Milliardengewinne ist es dieser Industrie offensichtlich möglich, alle wissenschaftlichen Fakten zu unterdrücken. Der Höhepunkt dieses von der Industrie gesteuerten Unsinns besteht in der Behauptung, dass 80 Prozent der Bevölkerung cholesterinkrank und mit Cholesterin senkenden Medikamenten zu behandeln seien.

Die Pharmakonzerne unterdrücken Fakten in betrügerischer Absicht.

Seien Sie nicht Opfer dieses gefährlichen Unsinns!!!

168

ANHANG

Übersicht der Weltliteratur über die Wertigkeit des Cholesterins. Eine Zusammenfassung

Aussagen international bekannter Wissenschaftler

Professor Dr. M. Apfelbaum, Paris
Die Aussage dieses bedeutenden Ernährungswissenschaftlers: Cholesterin hat keinen Einfluss auf die Entwicklung einer Arteriosklerose oder eines Herzinfarkts. Die Anti-Cholesterin-Propaganda ist mit industriell bezahlten Statistiken gesteuert.

Professor Dr. M. Berger, Düsseldorf
Seine Aussage: Erwachsene (Männer und Frauen) haben Cholesterinwerte weit über 200 mg/dl – bei einem Durchschnittswert von 250 mg/dl. Cholesterinsenkung ist nutzlos und gesundheitsgefährdend.

Professor Dr. Dieter Borgers
Die Aussage dieses führenden Wissenschaftlers in der Wertung des Cholesterins: Der Überblick über alle bekannten Studien zeigt: kein Einfluss des Cholesterins auf den Herzinfarkt! Cholesterinsenkung hat keine Minderung der Herzinfarkte zur Folge, führt aber zum Anstieg tödlicher Nebenwirkungen und zur Steigerung krebsiger Degnerationen.

Dr. med. M. O. Brucker und Ilse Gutjahr

Ihre Aussage: Es gibt keinen ursächlichen Zusammenhang zwischen Cholesterin und Herzinfarkt. Cholesterinsenkung ist nutzlos und gesundheitsgefährdend, Herzinfarkte werden sogar gesteigert. Die Anti-Cholesterin-Propaganda wird von der Margarine- und Pharmaindustrie mit hohen Bestechungssummen gesteuert.

Professor Dr. Glaeske

Die Aussage des Leiters der Angestelltenkrankenkassen: Cholesterinsenkung hat keinen Einfluss auf die Entwicklung eines Herzinfarkts. Senkung daher sinnlos und nutzlos.

Professor Dr. Walter Hartenbach, München und Mainz

Seine Aussage: Jede Senkung des Cholesterins führt zu einer Produktionsminderung der Steroidhormone und damit zu einer Verringerung der geistigen und körperlichen Leistungsfähigkeit. Jede Senkung des Cholesterinspiegels ist wegen der Gesundheitsgefährdung, häufig mit bis zu tödlichen Nebenwirkungen, nicht zu verantworten.

Professor Dr. Hans-Jürgen Holtmeier, Stuttgart

Die Aussage des bedeutenden Ernährungswissenschaftlers: In keiner einzigen Interventionsstudie ist es bisher gelungen mit einer Cholesterin senkenden Therapie eine Verringerung der Koronarmortalität zu erreichen. Cholesterin hat keinen Einfluss auf die Entwicklung einer Arteriosklerose oder eines Herzinfarktes.

Professor Dr. H. Immich
Die Aussage dieses wissenschaftlichen Analytikers aller Präventionsstudien und Diäten: Cholesterin hat keinen Einfluss auf die Entwicklung einer Arteriosklerose oder eines Herzinfarkts.

Professor Dr. M. Kaltenbach, Frankfurt a. Main
Die Aussage des Pathologen: Die Arteriosklerose ist eine proliferierende fibromuskuläre Gefäßwandverdickung. Cholesterineinlagerungen betragen maximal 1 %!! Cholesterin hat keinen Einfluss auf die Entwicklung eines Herzinfarkts. Die Cholesterinsenkung ist nutzlos. Bei der Arteriosklerose spielen als Ursache hydrodynamische Faktoren eine wesentliche Rolle. Nikotin ist der dominierende Risikofaktor.

Professor Dr. J. Kienast, Münster
Seine Aussage: Arteriosklerose entwickelt sich aus einer Endothelproliferation, Thrombozytenaggregation und aus Fibrinablagerungen.

Professor Dr. T. B. Newman, San Francisco
Seine Aussage: Cholesterinsenkung hat keinerlei Auswirkung auf die koronare Herzkrankheit.

Professor Dr. P. Skrabanek, Prag, Dublin
Seine Aussage: Die meisten Statistiken sind industriell finanziert und ihre Aussagen daher solange gebogen, bis sie den Vorstellungen der Geldgeber entsprachen. Trotz aller diesbezüglichen Manipulationen war festzustellen, dass Cholesterinwerte keinen Zusammenhang mit der Entwicklung einer Arteriosklerose oder eines Herzinfarkts erkennen lassen.

Wörtlich lautet sein Gesamturteil: »Es gibt nichts in der Medizin, was besser bewiesen worden ist als die Erfolglosigkeit des Versuchs, durch diese Interventionen (Präventionsstatistiken) das Cholesterin als Ursache für die Entwicklung einer Arteriosklerose oder eines Herzinfarkts verantwortlich zu machen.

Professor Dr. W. E. Stehbens, Neuseeland
Seine Aussage: Cholesterin zur Ursache der Arteriosklerose zu erklären, ist eine untragbare Behauptung (wörtlich sagte er: »Unsinn«).

Professor Dr. N. Worm, München
Seine Aussage: Es gibt keine Beziehung zwischen koronarer Herzkrankheit und den Cholesterinwerten.

Die Literatur von den genannten Autoren findet man im anschließenden Literaturverzeichnis, außerdem in der Zeitschrift »Versicherungsmedizin«, 47. Jahrgang Heft 4, 48. Jahrgang Heft 2 und 49. Jahrgang Heft 3 (Adresse: Verlag Versicherungswirtschaft e. V., Postfach 6469, 76044 Karlsruhe)

Literaturverzeichnis

Apfelbaum, M., Service de Nutritien, Hospital Bichat, Paris. Prof. für Ernährungswissenschaft: *Wer keine angeborene Cholesterinkrankheit hat, sollte sich nicht um seinen Cholesterinspiegel kümmern.* Jatros Kardiologie 3, 1994, Supplement, S. 10–12.

Berger, M., Abteilung Stoffwechsel und Ernährung, Heinrich-Heine-Universität Düsseldorf: *Das Cholesterin in anderem Licht sehen.* Jatros Kardiologie 3, 1994, Supplement, S. 5–6.

Berger, M., Richter, B., Mühlhauser, J.: *Evidence-based Medicine. Eine Medizin auf rationaler Grundlage.* Internist 38, 1997, S. 344–351.

Borgers, D., Landesinstitut für den öffentlichen Gesundheitsdienst des Landes Nordrhein-Westfalen. Monografie: *Das Scheitern eines Dogmas.* Wissenschaftszentrum Berlin für Sozialforschung, 1993.

Borgers, D. und Berger, M.: *Cholesterin: Risiko für Prävention und Gesundheitspolitik.* Blackwell Wissenschaftsverlag, Berlin, Wien 1995.

Brucker, M. O. und Gutjahr, I.: *Cholesterin – der lebensnotwendige Stoff.* Emu Verlags GmbH, Lahnstein 1991.

Bohnet H., Chirurgische Universitätsklinik München-Großhadern. Monografie: *Brustkrebs.* Georg Thieme Verlag, Stuttgart 1989.

Braulke, C.: *Ursachen einer paradoxen Steigerung der*

Immunantwort unter immundepressiver Therapie. Dipa Verlag, Frankfurt/Main 1976.

Braun-Falco, O. und Landthaler, M., Universitäts-Hautklinik München: *Das maligne Melanom der Haut.* Dt. Ärzteblatt 87, 12. März 1990.

Buchborn, E.: *Krebsentstehung durch Umweltchemikalien.* Naturwissenschaftliche Rundschau 6, 1992.

Elmadfa, J., Fritzsche, D., Cremer, H. D.: *Die große Vitamin- und Mineralstofftabelle.* Institut für Ernährungswissenschaft Gießen. Gräfe und Unzer Verlag 1984.

Freudenberger, T.: *Nebenwirkungen an der Haut durch analoge Steroide.* Dt. Ärzteblatt 47, November 1991.

Gatzemeier, U.: *Wachstumsfaktoren im Rahmen multimodaler Therapiekonzepte solider Tumoren.* Deutscher Chirurgen-Kongress München, April 1993.

Gerhartz, H. H.: *Erfahrung mit Wachstumsfaktoren in der Neutropeniebehandlung bei Chemotherapie.* Deutscher Chirurgen-Kongress München, April 1993.

Glaeske, G., Verband der Angestelltenkrankenkassen: *Vermeidung von Herzinfarkten durch Lipidtherapie ist »ziemlicher Unsinn«.* Vortrag 12. Weltkongress der Kardiologen 1994, Berlin.

Habs, H., Deutsches Krebsforschungszentrum Heidelberg: *Testmethoden auf krebserzeugende Wirkung.* Forschungsbericht Nr. 236 der Deutschen Bundesanstalt für Arbeitsschutz und Unfallforschung. Wirtschaftsverlag NW Verlag für neue Werbung GmbH, Dortmund 1980.

Hartenbach, W., Universität München, Universität Mainz: *Erfahrungen über das prä- und postoperative Verhalten der Nebennierenfunktion, des Elektrolyt- und Eiweißhaushaltes.* Langenbecks Archiv, Klin. Chir. 2841, 1956, S. 236–294.

Zur Berücksichtigung des Hormonhaushaltes bei Operationen im Alter. Sonderdruck, Langenbecks Archiv, Band 287, 1957.

Experimentelle und klinische Erfahrungen über den Einfluss von Hormonen auf die Knochenbruchheilung. Münchener Medizinische Wochenschrift, 100. Jahrgang Nr. 36, S. 1357–1359.

Zur Ursache und Bekämpfung postoperativer Erschöpfungszustände. Medizinische Klinik, 54. Jahrgang Nr. 24–12, 1959, S. 1131–1136.

Zur Diagnostik und Behandlung des Cushing-Syndroms. Münchener Medizinische Wochenschrift Nr. 37, 1959.

Eiweiß-, Mineral- und Hormonstoffwechsel. Hauptvortrag. Vereinigte und Niederrheinisch-Westfälische Chirurgen, November 1960.

Zur Bedeutung der Hormon-, Eiweiß- und Elektrolytwerte für die Beurteilung der Operationsbelastbarkeit und der präoperativen Substitution. Langenbecks Archiv. Klin. Chir. 5, S. 101–115.

Die Methode der Wahl in der Behandlung des Cushing-Syndroms. Zeitschrift für ärztliche Fortbildung, Heft 1, Januar 1961.

Hormon-, Eiweiß- und Elektrolythaushalt bei schwersten Verbrennungen. Langenbecks Archiv. Klin. Chir. 202, 1961.

Indikationen und Kontraindikationen für die Anwendung kataboler und anaboler Hormone in der Chirurgie. Münchener Medizinische Wochenschrift, 104. Jahrgang Nr. 34, S. 1567–1574.

Eingriffe an der Kardia (mit den entsprechenden Veränderungen im Eiweiß-, Mineral- und Hormonhaushalt), Ferdinand Enke Verlag, Stuttgart 1963.

Gefahren und Irrwege der Nebennierenchirurgie. Münchener Medizinische Wochenschrift Nr. 15, 1963, S. 773–790.

Gallengang-Endoprothese. Patent der Bundesrepublik Deutschland Nr. 2156994, 1972.

Immuntherapie. Selecta Verlag Nr. 27, 1973, S. 2495–2596.

Anregungen zur Kontrolle und Stimulation der cellulären Immunität beim Carcinom. Der Chirurg 49, S. 695–696, 1975.

Verfahren zur Gewinnung von krebshemmenden Stoffen. Schweizer Patentschrift 574246, 1976. Französisches Patent Nr. 7245990, 1976.

Die kanzerogene Wirkung von Tabakrauch ist bis heute nicht bewiesen. Schweizerische Zeitung für den Arzt: Ärzte-Woche Nr. 26/27, 31. August 1994.

Die Anti-Cholesterin-Kampagne – Eine gefährliche Irreführung. Christine-Scheuerer-Verlag, München 1997.

Hartenbach, W. und Ahnefeld, F. W.: *Verbrennungsfibel.* Georg Thieme Verlag, Stuttgart 1967.

Holtmeier, H.-J., Universität Freiburg i. Br., Innere Abt., *Cholesterin, eine Legende vergeht.* Marseille Verlag, München 1994.

Cholesterin und Koronartod. Pmi 1994.

Cholesterin. Zur Physiologie, Pathophysiologie und Klinik. Springer Verlag, Berlin 1996.

Diät bei Übergewicht und gesunde Ernährung. Hirzel, Stuttgart 2000.

Die Therapieerfolge von CSE-Hemmern haben mit Cholesterin nichts zu tun. 1996.

Ernährung des alternden Menschen. Wissenschaftliche Verlagsges. 1999.

Ernährung und Diät. Ecomed 2004.

Gesunde Ernährung von Kindern und Jugendlichen unter Berücksichtigung des Cholesterinstoffwechsels. Springer Verlag, Berlin 1995.

Immich, H.: *Lipidstoffwechselveränderungen und die Folgen bei postmenopausalen Frauen.* Deutsches Ärzteblatt 91, Heft 51/52, Dezember 1994. (Framingham-Studie: Kein Zusammenhang mit Koronarsklerose.)

Immich, H.: *Cholesterin und Koronarsklerose.* Versicherungsmedizin, 49. Jahrgang, Heft 3, 1997.

Kaltenbach, M., Universitätsklinik Frankfurt/Main: *Ist erhöhtes Cholesterin die Ursache der Arteriosklerose?* Versicherungsmedizin, 47. Jahrgang, Heft 4, 1. August 1995, S. 4, S. 112–115.

Kaspar, H.: *Ernährungsmedizin und Diätetik.* Urban Schwarzenberg Verlag 1987.

Kehrbaum, M. und Kluthe, R., Deutsche Akademie für Ernährungsmedizin Freiburg: *Fleisch in der Ernährung.* Deutsches Ärzteblatt 91, Heft 51/52, Dezember 1994.

Kienast, D., Universitätsklinik Münster: *Fibrinogen und koronare Herzkrankheit.* Versicherungsmedizin, 47. Jahrgang, Heft 4, 1. August 1995, S.122–126.

Kleeberg, U. R.: *Krebsmedikation mit fraglicher Wirksamkeit.* Medizinische Klinik 12, 1996, S. 433–434.

Krämer, W., Universität Dortmund. Monografie: *So lügt man mit Statistik.* Campus Verlag, Frankfurt/New York 1994.

Kunz, K. L.: *Erbanlage und Umwelt.* Verlag Peter Lang, Frankfurt/Main 1986.

Krokowski, E.: *Neue Aspekte der Krebsbekämpfung.* Georg Thieme Verlag 1979.

Lüderik, B.: *Magnesium, unentbehrliches Antiarrhythmikum?* Deutsches Ärzteblatt 24, Juni 1987.

Lutz, W.: Monografie: *Leben ohne Brot.* Selekta 1985.

Lutz, W.: Monografie: *Die Lutz-Diät.* Ariston-Verlag, Genf 1986.

Neumann, H. G.: *Krebsentstehung durch Umwelt-chemikalien.* Naturwissenschaftliche Rundschau 6, 1992.

Newman, T. B., Universität San Francisco: *Der Nutzen einer Cholesterinsenkung ist ein theoretisches Modell, das von der Praxis nicht bestätigt wird.* Jatros Kardiologie 3, 1994, Supplement, S. 13–15.

Oeser, H. und Koeppe, P.: *Über die Krebsgefährdung des heutigen Menschen.* Georg Thieme Verlag 1979.

Oeser, H.: *Krebsbekämpfung – Hoffnung und Realität.* Georg Thieme Verlag 1974.

Oeser, H., Koeppe, P., Rach, K.: *Statistische Aspekte zur Krebsbekämpfung.* Deutsche Medizinische Wochenschrift 95, 1970, S. 2510–2513.

Olbricht, Ch. G.: *Lipidstoffwechselstörungen nach Organtransplantation.* Deutsches Ärzteblatt 96, Heft 1, 19. Februar 1999.

Pichlmaier, H.: *Palliative Krebstherapie.* Springer-Verlag, Berlin, Göttingen, Heidelberg 1991.

Rassner, G, und Steinert, U.: *Dermatologie Lehrbuch und Atlas.* Verlag Urban Schwarzenberg, München 1991.

Roder, J. D.: *Magencarcinom.* Tagung Klinikum Großhadern, Juli 1992. Demeter Verlag GmbH, Gräfelfing.

Schalhorn, A.: *Adjuvante Chemotherapie beim Koloncarcinom.* Tagung Klinikum Großhadern, Juli 1992. Demeter Verlag GmbH, Gräfelfing.

Schmähl, D., Direktor des Krebsforschungszentrums Heidelberg. Monografie: *Maligne Tumoren – Entstehung, Wachstum, Chemotherapie.* Edition Cantor, Aulendorf 1981.

Schmähl, D., Direktor des Krebsforschungszentrums

Heidelberg. *Risikofaktoren für die Krebsentstehung beim Menschen.* Bayerische Krebsgesellschaft e.V., Rundschreiben 1985.

Schmid, R. (Henschler, D.; Neumann, H. G.): *Bericht über Krebserkrankungen durch Umweltchemikalien.* Naturwissenschaftliche Rundschau 6, 1992.

Schmidt, F.: *Bemerkungen zur Konstanz der Krebsgefährdung des Menschen.* Deutsche Medizinische Wochenschrift 99, 1974, S. 1156 f.

Schreiber, H. L.: *Rechtliche Aspekte der Aufklärung bei todbringender Krankheit.* 105. Deutscher Chirurgen-Kongress München.

Senn, H. J., von der Helm, K., Fop, M., Lissner, J., Sauer, R.: Vorträge zum Thema *Aktuelle Diagnostik und Therapie von Krebskrankheiten* anlässlich der 75. Ärztl. Fortbildungstagung, Regensburg 1986, Bayerisches Ärzteblatt 6,1986, S. 235–240.

Sewering, H.: *Sterbehilfe.* Bayerisches Ärzteblatt 9, 1987.

Theml, H.: *Verhalten von Arzt und Patient zur Krebserkrankung.* Medizinische Klinik Nr. 84, 1986, S. 146–150.

Wahrendorf, J. und Becker, H.: *Passivrauchen und Lungenkrebsrisiko.* Deutsches Ärzteblatt, Heft 48, Dezember 1994.

Walli, A. K.: *Cholesterin und Krebskrankheit.* May-Symposium on Lipids and Lipoproteins. Sponsored by: amerikanische Pharma MSD Sharp & Dohme u. a., Klinikum Großhadern, München, Mai 1998.

Worm, N.: *Ernährung und koronare Herzkrankheit.* Versicherungsmedizin, 47. Jahrgang, Heft 4, 1. August 1995, S. 116–121.

Worm, N.: *Gesund bleiben mit gesunder Ernährung.* TR-Verlagsunion GmbH München, Herausgeber Deutscher Kassenärzteverband e.V., Groß-Gerau.

Scupin, M., Universität Frankfurt/Main, Abt. Thorax-, Herz-
und Gefäßchirurgie: *Individuelle Risikoabschätzung bei
aortocoronarer Bypassoperation.* Versicherungsmedizin,
47. Jahrgang, Heft 4, 1. August 1995, S. 128–136.

Skrabanek, P., Department of Community Health, Trinity
College, Dublin, Irland: *Eine Cholesterinsenkung hat
keine Wirkung auf die Gesamtsterblichkeit.* Jatros
Kardiologie 3, 1994, Supplement.
Monografie: *Torheiten und Trugschlüsse in der Medizin.*
Die Monografie wurde ins Deutsche, Französische,
Spanische, Italienische, Dänische und Holländische
übersetzt. Literaturanforderung: s. Bemerkungen zu
Beginn des Literaturverzeichnisses.

Stehbens, W. E., Universität Wellington, New Zealand.
Drei Bücher und über 200 Arbeiten über Physiologie,
Pathologie und Funktion der Arterienwand: *Es ist nicht
plausibel, dass das Cholesterin die Ursache der
Arteriosklerose sein soll.* Jatros Kardiologie 3, 1994,
Supplement. Literaturanforderung s. Bemerkungen zu
Beginn des Literaturverzeichnisses.

Namen- und Sachregister